中医的智慧

写给女儿小安的二十封信

刘鹏 · 著

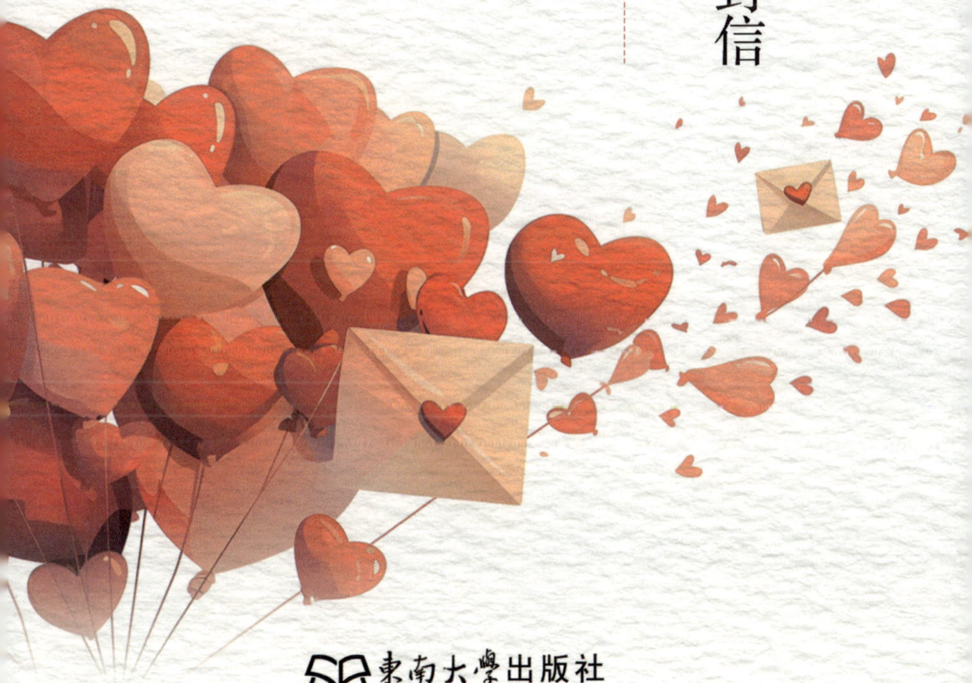

东南大学出版社
SOUTHEAST UNIVERSITY PRESS
· 南京 ·

图书在版编目(CIP)数据

中医的智慧：写给女儿小安的二十封信 / 刘鹏著. 南京：东南大学出版社，2025. 9. --ISBN 978-7-5766-2291-1

Ⅰ. R2-49

中国国家版本馆 CIP 数据核字第 2025TZ8675 号

中医的智慧:写给女儿小安的二十封信

著　　者　刘　鹏

责任编辑　褚　蔚

责任校对　子雪莲　**封面设计**　王　玥　**责任印制**　周荣虎

出版发行　东南大学出版社

出 版 人　白云飞

社　　址　南京市四牌楼 2 号(邮编:210096)

经　　销　全国各地新华书店

印　　刷　南京迅驰彩色印刷有限公司

开　　本　880mm×1230mm　1/32

印　　张　6.5

字　　数　118 千字

版　　次　2025 年 9 月第 1 版

印　　次　2025 年 9 月第 1 次印刷

书　　号　ISBN　978-7-5766-2291-1

定　　价　58.00 元

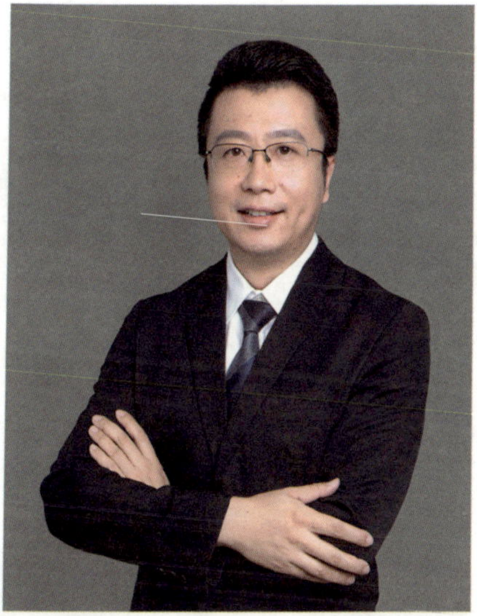

作者简介

刘鹏，中医学博士，广州中医药大学中医医史文献学科带头人，基础医学院副院长、国学院副院长（主持工作）、教授、博士生导师、博士后合作导师。执教之余，行医于三甲医院中医专家门诊。主要从事中医学术史、中医药文化和古籍文献研究。代表性个人专著有《黄帝内经通识》《中医学身体观解读：思想史视野下的肾与命门研究》《中医典籍与文化十讲》《〈红楼梦〉贾瑞之死与明清医学社会文化》等。曾荣获山东省优秀博士学位论文奖、山东省高等学校优秀科研成果一等奖、中华中医药学会学术著作二等奖、广东省优秀社科普及作品奖、“新南方”优秀教师等。

自 序

/ PREFACE

近几年，我多次在社会上面向大众讲解、宣传中医，在讲座之后的互动环节，不少听众都会问一个问题："刘老师，我们对中医很感兴趣，想了解和学习中医，有没有一些比较简单的、能读懂的，却又比较专业解读的中医入门书籍呢？"作为中医专业领域的一名教授，多次被问到这个问题，让我自己写一本优质中医科普读本的愿望越来越强烈。但是，优秀的科普谈何容易，简单、可读、好懂、专业，缺一不可。我甚至觉得，一本优秀科普著作的写作难度，并不亚于一本学术专著。

思来想去，我决定以一位父亲给女儿写信的方式来介绍中医。这样的方式，文字无形之中多了一些亲情和温度，会让大家读来有些亲切感。而且，我想，如果我的女儿都能听懂读懂的话，大部分人应该也能通过这本小书了解中医的大概。鲁迅先生曾经说过："无情未必真豪杰，怜子如何不丈夫。"是的，我和无数的父母一样，太爱自己的女儿了。这是一本介绍中医的书，也是一本充满父爱的书。

这本小书我选择了二十个关键词，用二十封信，从什么是“传统”开始讲，通过“天地”介绍中医天人合一的宇宙观；以“生命”为统领，分述中医的“脏腑”“经络”和“气血”；通过“古籍”和“医家”，介绍中医的历史；“养生”是中医关于不生病和治未病的学问与实践，“疾病”“四诊”“治则”和“本草”则是中医治病的理、法、方、药。在以上内容铺垫的基础上，介绍了“上火”“感冒”“头痛”“失眠”和“泄泻”这几个日常生活中的常见病，通过具体的疾病再回顾和重温中医的特色与智慧。小安是我的女儿，目前还是小孩子，所以，出于私心，最后又讲了讲“妇科”和“儿科”。

中医是一个庞大的体系，一本小书难以面面俱到，挂一漏万，在所难免。这本小书的写作目的不是系统介绍中医，而是把中医的一些闪光点，特别是与现代医学相比，中医所显现的独特的生命观、思维方式和价值理念，择其要者呈现出来。各位读者如果能通过这本小书理解中医，我的初衷也就实现了。如果还能进一步选择中医、热爱中医、宣传中医，那便是功德无量了。

见字如面，感谢你，我亲爱的读者朋友！

目 录

/ CONTENTS

传　统

小安：

我最亲爱的女儿！

你很小的时候，就知道爸爸的职业是大学教师，还是医生。记得你四岁时，你第一次来到广东省中医院爸爸所在的诊室，在门外静悄悄远望爸爸如何给患者看病。

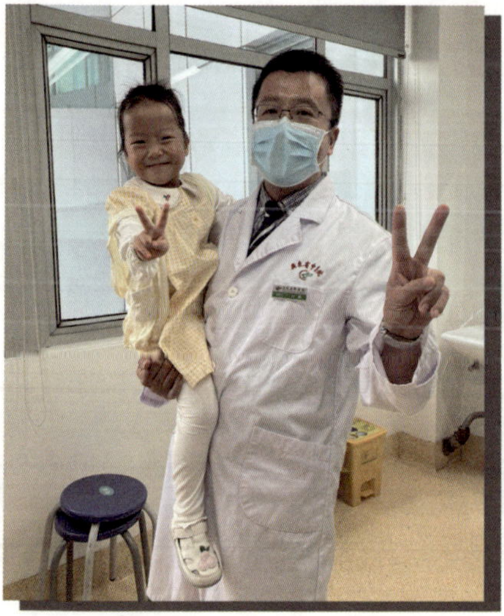

小时候，你对爸爸的中医门诊充满好奇，这是你第一次悄悄出现在门诊，给我一个大大的惊喜。

我想,你心里一定会有些疑惑,为什么爸爸看病会和你的儿童读本中有很大不同啊?

等你长大了,你就会知道答案:原来爸爸干的是中医,而你平常所看的几乎所有儿童读本中,描绘的都是西医。

随着你慢慢长大,在学校学到的知识越来越多,你会感受到爸爸给你讲过的中医知识,与你从课本上所学到的西医生理知识,有着巨大的差异。

所以,在我给你正式讲中医之前,想和你说说什么是——传统。

传统,就是从我们的祖先开始,一代人,一代人,延续下来的习惯。如果你观察仔细一点的话,你会发现,爸爸和爷爷、奶奶都有一些类似的生活习惯、说话方式。比方说,爸爸的老家是山东临朐,爱吃面食的习惯,夹杂着临朐口音的并不标准的普通话,就是延续自爷爷、奶奶啊。

传统,就像我们身上的一块"胎记",是让我们可以辨认出彼此的标识。"少小离家老大回,乡音无改鬓毛衰",即使以后爸爸很老很老了,乡音却是可以让爸爸融入故乡的标识。

有一天你会不会发现,你的生活习惯也和爸爸妈妈相同呢?

往大里说，我们作为中国人，在中国这片土地上，孕育了我们自身的文化，我们的日常饮食、言谈举止、思考方式、价值观念等等，都跟其他国家的人有着很大的不同。传说仓颉造字，就是看到了鸟兽蹄爪的痕迹，可以用来区分彼此，才依类象形造出了不同的文字。我们今天写的“文”这个字，在甲骨文中的形象，是一个人的胸前画有“×”的样子。汉代许慎的《说文解字》解释“文”时也说：“错画也，象交文。”文，是交错的笔画，是符号，是类似于纹身的标志。今天不少人纹身，就是为了个性吧。当然了，爸爸不是鼓励你长大以后去纹身，更何况，表达自己个性的方式有很多种，比如你的谈吐、思维、行事、衣着等等，不一定非要是纹身。可以说，“文”作为标志，其最初的目的就是为了彰显自己的特征和不同，以便与他人相区分。因此，文化的本意就是为了区分，就是要彰显自己的特色和传统。我们谈论中国传统文化，首要的目的不是为了去寻找其他世界文化的相同之处，而是讲述自己的不同和特征。只有首先明确和肯定了自己的特色，接下来才能求同存异。

同样，中医就是中国老百姓使用的医学，从古代到今天，一代人，又一代人，延续到现在。怎样认识我们的身体，怎样认识疾病,如何预防和治疗疾病,中医都有它自己很独特的方式,这就是传统。

那么应该如何面对传统呢?

传统并不是落后,而是不同于现代的个性。

就好比你身边的同学,可能大部分同学的穿着打扮都差不多,但说不定有少数同学的穿着会很有个性哦。你会因为她的个性排斥她吗?我觉得,依你的性格,你会包容不一样的同学,说不定还会因为欣赏她的个性而和她交朋友呢。

接着这个例子讲,目前大部分的医院都是西医院,如果到国外的话,更是很少见到中医。中医置身于这样的大环境中,就好比是你班里那个穿着有些个性的同学一样。在你不了解这位同学之前,你不会毫不讲理地去排斥她,更不会在明明知道这个同学是个可以值得信任和交朋友的同学时,仅仅因为她的与众不同便故意远离她。同样,面对中医和西医,面对这有些个性和与众不同的中医时,你也应该首先要保持一个包容的心态,先去理解它、面对它,然后再决定要不要接纳它。

世界在发展,社会更会不断进步,我希望包容能越来越成为这个世界的底色,更希望你能包容地去观察身边的世界。

爸爸希望你包容，当然我自己也首先要做到。作为中医，我不能觉得中医才是世界上最伟大的医学，而是要看到中医和西医各有所长、各有所短。中医和西医，应该是互相学习和帮助的关系，而不是对立的关系。传统和现代，也应该是这样的关系。

小安，我觉得讲到这里，你或许又产生了新的疑惑：中医有没有存在的必要？

在我看来，中医的存在并不仅仅是为了延续和保持传统，中医从古代走来，虽然几千年了，却依然可以解决现在的疾病，其中不少还是现代医学没有很好治疗效果的疾病。爸爸出诊的门诊叫作疑难杂病门诊，好多患者就是寻求西医得不到解决后，完全靠中医治疗恢复正常的。简单说，中医的存在，不是为了把它放进博物馆的展柜中仅供人们参观，而是它的疗效让大家看到了传统的价值。

社会的发展不断进步，现代医学发展日新月异，难道不是新的事物要取代旧的事物吗？中医难道不应该被现代医学取代吗？这个还真不一定。爸爸要从中医、西医的差别说起。

现代医学是典型的自然科学，自然科学的发展通常是新的理论和技术一旦出现，很快就会取代旧的理论和技术。爷爷奶奶小时候去看病时,他们所做的西医检查和吃的西药,跟爸爸小时候的就有很多不同,跟你现在的更是差别巨大。背后的道理,便是这样。

中医就不同了,它有人文科学的特点。中医的许多理论,比如阴阳、五行、气等,都是中国传统文化中的思想。人文科学,不像自然科学那样,新的理论和技术会取代旧的。你知道的孔子、老子等,这些先秦时期的古代思想家,他们的思想不但不会被后人所抛弃,而且后人的思想并未见得要比他们高明、先进多少。人文的东西,有时候甚至是一出现便达到了顶峰,比如唐诗、宋词,我们今天还达不到李白、苏东坡的高度。

同样的道理,中医的几部重要著作,如《黄帝内经》《黄帝八十一难经》《神农本草经》《伤寒杂病论》,成书于汉代,一直是后世医家不断学习的经典。后世医家新的理论,往往多是在注释和发挥经典的过程中形成的。

因此,在中医这里,我们看不到西医那样的新旧更替,这便是传统中医和现代医学的一个巨大差别。

做历史研究,很强调同情之理解,也就是说,我们当下对于历史人物和事件的理解,要把他们放回到当时的历史情境中加以理解，而不是站在今天早已完全不同的社会背景中妄加批判。对于传统，对于中医，乃至对于中国传统文化，我们都要有这种历史观。

小安，与你未来人生的无限可能相比，学不学习中医并不重要，甚至是微不足道。未来有一天你是否会像爸爸一样从事中医行业的工作，我也不得而知。我写这本书给你看的目的，也不是为了让你从事中医，而是对于我们自身的文化传统抱有同情之理解。

对于这个复杂的世界，也应如此。

爱你的爸爸

天　地

小安：

我最亲爱的女儿！

天地、日月、星辰、宇宙……真是宏大的话题啊！

古人与我们有同样的身体感受，脚踏的是地，头顶的是天。只不过，受当时的历史条件所限，他们对天地的认识比今天更为有限。古人曾经认为，天是圆的、地是方的。你很小的时候便拿爸爸书架上的地球仪玩，圆圆的地球，地当然是圆的，举头所望浩瀚的宇宙便是天，而不是一个目力所及极为有限的、倒扣的锅状物。今天看似简单的常识，却得益于天文学、物理学等现代学科的进步。对于古人而言，极为复杂的知识，如今对于小朋友而言却已经是普通的常识。所以，我们要看到时代和技术的进步。

我这样讲，并不是说今天的我们已经穷尽天地的奥妙了，相反，我们对于天地、日月、星辰、宇宙的了解仍太少太少了。也许再过几百年，我们今天的认识，对于未来人而言，也是错误百出。

面对宇宙，我们太渺小了。承认自己的渺小，不是恐惧和自卑，而是要怀有敬畏之心。今天各种极端自然灾害的出现，疫情的暴发，很多与我们对大自然生态的肆意破坏有很大关系。人与自然和谐相处，是为了人类能够生活得更好。在古代，遇到大的自然灾害，许多帝王沐浴斋戒，反思自身的过失，向上天祷告，其背后的逻辑便是考虑到人与自然的密切关联，也就是我们经常说的天人相应。

谈天的时候不忘谈人，谈人的时候也不忘谈天，天与人，是紧密结合在一起的，这在中国传统文化中比比皆是。《黄帝内经》中便曾讲“善言天者，必有验于人”，中医不是在空泛地谈论天地，而是很有目的性地探讨与生命相关的自然规律。

中医对于生命的认识，是从天人合一的角度来理解的。春夏秋冬，不同季节，我们的身体会相应处在不同的状态。冬冷夏热，冷暖自知，饮食寒热，衣被厚薄，随时变化，这些你在生活中也都有切身的感受。所以，爸爸自己觉得，天人合一与其说是一种抽象的哲学思想,反倒不如说是一种鲜活的生命体验,是起码的生活智慧。未来你也许成为不了哲学家,但可以做生命的智者。中国哲学与西方哲学相比,中医与西医相比,我们的特色在哪里？我曾经反复思考这个问题。大约在四十岁左右,我忽然有了答案:中国哲学的魅力在于这是一种生活化的哲学,中医也是一种生活化的人文医学。等你长大了,你会读《论语》,孔子对于学生的教诲便是通过日常极为生活化的事件和问答来实现的。同样,对中医的理论知识你会慢慢觉得亲切,因为好多是从我们的日常生活而来,是从爷爷奶奶、姥爷姥姥、爸爸妈妈给你讲过的生活经验而来。

疾病也是如此,同样是感冒,春天多风、夏天多热、秋天多燥、冬天多寒,在中医看来,病因大有不同,治疗也有差别。你受凉感冒时,爸爸经常给你喝感冒清热颗粒;爸爸夏天感冒,自己常服用藿香正气水。表面上看起来是服用的中成药的差异,背后则是中医面对疾病时因人因时而异的智慧。

仰观天象,俯察地理,古人从对天地的观察中,掌握了宇宙时空变幻的部分自然规律。古代中国作为农耕社会,不违农时是基本的生存之理。根据日月的运行,确立阳历阴历,一年四季，二十四节气，七十二候，古人的观察多么细致入微！不仅如此，古人从天人合一的角度出发，又由这些自然规律衍生出了对生命的感悟。“天行健，君子以自强不息；地势坤，君子以厚德载物。”天道运行不止，君子应该自强不息；大地承载万物，君子应当培养自己包容的气象和品德。

2024年暑假，我带你第一次回故乡山东临朐的农村老家，正值酷暑，房间没有空调，闷热难耐，反倒不如院子里凉快。看你热得睡不着，我索性抱着你来到院子里。农村的夜晚很安静，没有城市的灯火通明，黑暗的夜反倒映衬出满天星斗的亮。一起抬头仰望星空的那一刻，我觉得咱俩跟天地很亲近。记得我小的时候，我的奶奶也是这样陪着我仰望星空，会给我讲月亮上的神仙。奶奶哄我睡觉时，还告诉过我透过窗户看到某颗星就说明天快亮了，要起床了。我的奶奶已经去世二十多年了，我依然还很想念她。回到老家，我多想再躺到曾经的床上，去看看那颗奶奶给我指过的星。可惜，物非人非，唯有思念。

农村的一切对你来说都是陌生的，也是新奇的。院子里的那棵老山楂树，年龄几乎与我同岁，它的果实要到秋天才会成熟、变红。田地里的玉米还嫩嫩的，你嚷着要掰下来煮着吃。等到秋天，农历八月十五中秋节前后，天气转凉，玉米就彻底成熟了。收完玉米，翻一遍土地，种下小麦，冬天如果能来一场瑞雪兆丰年的大雪，那么明年夏天的小麦肯定收成不错。小麦不仅仅可以加工成面粉，制作馒头、面条、包子、油饼等各种你从小就爱吃的面食，它还是一味中药，医圣张仲景的甘麦大枣汤便是用小麦养心安神。天地无言却厚馈苍生，此言不虚。

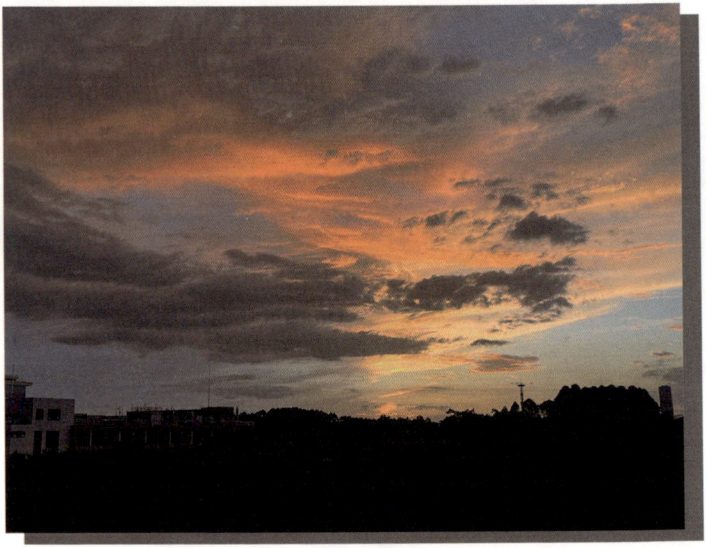

天地大美，广州的傍晚经常会有“火烧云”，
有一次你站在阳台看到如此美丽的晚霞，大喊“爸爸快点来拍照。”

人类、植物、动物……万事万物，在天地之间同生共存、和谐相处，他们之间一定有某种互相关联的法则和秘密。“山僧不解

数甲子，一叶落知天下秋”。一叶落而知天下秋，一枚小小树叶的坠落，昭示的却是季节变换背后日月星辰的宇宙变化。霜降，是二十四节气中的第十八个节气，也是秋季的最后一个节气。在我们老家山东，霜降时节的早晨，会看到发黄、枯落的树叶上有一层薄薄的白晶。我小的时候，我的爸爸妈妈会对我说：下霜了。其实，这白霜并不是像白雪那样从天降落，而是地面的水气因为温差变化遇到寒冷空气凝结而成。有一味中药叫霜桑叶，便是经霜后采收的桑叶。秋天气候干燥，燥邪伤肺，人容易咽干、干咳，霜桑叶正好可以清燥润肺。

除了霜桑叶，秋天还是吃柿子的季节。没来广州之前，爸爸在济南工作，每年秋天开车回临朐老家，路过青州王坟时，只见漫山遍野，层林尽染，尤其是树上红红的柿子，好像一个个小灯笼，特别好看。除了你爱吃的甜甜的柿子，柿蒂还是一味中药呢，可以用来降逆止呕，治疗恶心呕吐。如果你仔细观察的话，柿子的形状是有点方形的，天圆地方，而脾胃在五行中属土，所以古人认为柿蒂可以用来治疗脾胃病。在你看来，这种逻辑也许有点牵强，但这的确是古人重要的思维方式——象思维，即依据事物外在征象的相似，判断彼此之间的关联。至于这种关联是否真的成立，需要放到实践中加以验证才可以。所以，柿蒂治疗脾胃病，象思维在生命、中药、天地之间搭起关联的桥梁，给它们之间的关联予以解释，但关联得以成立以及柿蒂一直被后人应用的根本原因，则是实践中的真实有效。其他中药也大致如此。关于这个话题，后面我再讲给你听。

天人合一告诉我们要顺应自然，但并不是说要完全一味地顺从，不是毫无作为。荀子曾讲过要“制天命而用之”，我们既要赞叹天地、顺应自然规律，也要在这个前提下发挥人类自身的能动性。万物皆备于我，要利用，当然，是善用，而不是竭泽而渔。同生共存，相生相克，求同存异，和而不同，寻求彼此平衡和良性发展，是一种智慧。爸爸读研究生时，当年曾有部小说很流行，叫《狼图腾》，后来还改编成电影上映。草原、羊、狼、人，彼此间制约平衡，正是我刚刚所讲。等你长大了，不妨找来一读。

人处在生物链的顶端，而且不像其他动物一样会有天敌，难道人类就可以肆意妄为了吗？当然不是。老天（自然）是不会让人类恶性膨胀的。人类没有动物天敌，却有各种病毒和各种传染病，可以让人在短时间内大量死亡。面对瘟疫，我们在极尽医学之能全力救治的同时，更要思考人类应当如何更好地与自然和谐相处。老子在《道德经》中讲过一句看起来很无情的话：“天地不仁，以万物为刍狗。”刍狗，是古代祭祀时用草扎成的狗。一旦祭祀活动完成了，这种草扎的刍狗就被抛弃在一旁了。在天地看来，万事万物都是一样的，并没有把人作为高万物一等的特殊存在。所以人类应有自知之明，切莫自作聪明，觉得可以凌驾于万物之上，甚至是逆天地而为。如若不然，说不定哪天真会被天地视作刍狗而抛弃。

将来你长大了，也许你并不从事中医，但我依然希望你可以取下爸爸书架上的《黄帝内经》，翻翻看看。看完后，你肯定会觉得《黄帝内经》与你想象中的医学书籍有很大不同。因为《黄帝内经》用了很大的篇幅在讨论天地自然规律，以及生命与天地的休戚相关，而不是开篇就告诉你某病用某药进行治疗。无论是一年四季，还是一天早晚，《黄帝内经》都告诉你生命应该如何应时而变。

这个世界的规律就是“变”，《周易》的“易”就是指变化。没有什么是静止的、不变的，所以我们要培养和学会如何在变动中寻求安定。

你小时候经常会问:“爸爸,你会变老吗?”

我当然会变老。

你还会问:“爸爸,你会死吗?”

我当然也会死。

天地也在变,也不是永恒的,更何况是我们不过百年左右的生命。

爸爸没法陪你一生,希望等爸爸不在了,当你抬头看看星空时,会想起我,会想起我告诉过你的天地、日月、星辰……

爱你的爸爸

生命

小安：

我最亲爱的女儿！

上个周末我们一起去佛山，你玩套圈套礼物的游戏，乐此不疲，费了九牛二虎之力，最终居然超乎所有人预想，套着了一只小仓鼠。

在佛山玩的那两天，白天怕车里太热，我提着小仓鼠笼子，走到哪里就提到哪里。你是一步三回头，生怕爸爸把仓鼠给弄丢了。

但不知道是我们不懂得喂养之道，还是这种地摊上的小仓鼠之前被折腾来折腾去，原本就生命岌岌可危，总之，带回广州的第三天清晨，我起床后便发现小仓鼠已经死了。实在是不愿意把“死亡”这个词告诉你，更不愿意让你亲眼看到“死亡”。所以，思来想去，等你睡觉醒来时，我还是撒谎告诉你：小仓鼠昨晚从笼子里逃走了。尽管如此，你依然还是大哭了一场。

想要跟你讲一下什么是“生命”，实在是一个太难的话题了。先说一下“生命”对立面的“死亡”。你或许能感知到生命应当至少是活着的，鲜活的，活泼的，能动的，有温度的，有情感的……

实际上，爸爸对生命的感知，也是通过身边的死亡而来。尽管有些残酷，但是不得不面对。我读大二那年，快要放暑假时，疼我爱我的奶奶去世了。等我赶回老家时，只能看到躺在那里一动不动、我再怎么呼喊也不会有反应的奶奶了。我送她去火葬场，亲眼看着她的身体火化后成为灰烬。那一刻，我才觉得死亡真的是彻彻底底的空，彻彻底底的一无所有，彻彻底底的永不相见。也正是在那一刻，我更加觉得我们要珍爱生命，珍爱和亲人在一起的珍贵时光。死亡虽不可避免，但是在有限的生命里可以多一些共享的美好时光。

生命如此宝贵！医学是用来护佑生命的。用《汉书》的话来讲，便是“生生之具”，让生命活得更好的工具。如果我们仅仅把医学看作是治疗疾病的技术，那就把医学看小了。中医很高明，因为中医一直强调的便是关注鲜活的生命。《黄帝内经》虽然讲过人死后可以“解剖而视之”，但是，讲得更多的，反反复复讲的，却是生命本身的各种变化，以及生命与外在自然的关联。

隔皮猜瓜，你并不陌生。判断西瓜的好坏，不一定非要切开，你足够细心的话，完全可以通过观察西瓜瓜皮的纹路、瓜蒂的新鲜度，敲敲西瓜听听声音来实现。生命又何尝不是如此！对生命的认识，不能完全依赖死亡后的尸体解剖，更何况许多生命现象只能在活的生命体上才能观察到。比如，人的精神意识，七情六欲，怒、喜、思、悲、恐、惊、忧，死亡了也就消失了。我们爱的是鲜活的生命，而不是没有情感的冰冷的躯体。就好像你听说小仓鼠“逃走”后，让我再给你买一只仓鼠时所说的那样：“爸爸，我想要一只活的仓鼠，我不要不活的仓鼠玩具。”

如果要讲复杂一点的话，中医理论有点系统论的味道。所谓系统，就是不同事物按照一定方式组合在一起，形成一个整体。这个整体所表现出来的功能，并不是各组成事物功能的简单相加，整体的功能要大于各组成要素的功能相加。这也就是我们常说的“1＋1＞2”。好比是你骑的自行车，车轮、链条、车架等组合在一起形成一个整体——自行车,你可以骑上它跑来跑去,这可是自行车各个组成部件各自都不具备的功能。

生命就是一个极为复杂的系统。古人把生命和天地相比拟,天地是大宇宙、生命是小宇宙。宇宙浩瀚,我们人类目前对宇宙的探索还非常有限,地球只不过是宇宙的沧海一粟而已。星际巡航,依然是遥远的科幻。对生命构造的复杂和巧妙,无论是中医还是现代医学,了解的都还只是皮毛。至于生命罹患疾病的内在机理,我们所知道的也很少。爸爸读本科在医院做实习生时,有一位老专家查房时,对着我们一群年轻的大学生说:"我们知道的太少了,医学能解决的疾病太有限了,彻底治愈的疾病能有几种?翻看一下现代医学最新的教科书,大部分疾病的确切发病机制依然不清楚,所知的仅仅只是或许'可能'的局部机制。"对于医学的作用,西方有句格言:"偶尔治愈,常常帮助,总是安慰",既道出了医学的有限和无奈,也肯定了医学的价值所在。

也正因为生命是极复杂的整体,所以试图依靠解剖层层拆开,了解每个局部后再将这些局部认知相加,是完全无法穷尽这个整体的奥妙的。请注意，爸爸不是贬低解剖的价值，而是说，从系统而言，从整体与局部的关系来看，解剖对于生命的认知是极其有限的。更何况解剖针对的是尸体，而尸体与鲜活的生命，相差岂是毫厘？

既然鲜活的生命无法解剖，中医所采取的便是整体的观察。也就是，通过生命展现在外的各种征象，来判断生命的功能变化是否正常。见微知著、司外揣内，这些词汇目前对你而言也许有些复杂，不好理解，但只要你足够细心地去观察，是完全可以由外知内、由小见大的。你从小便是一个细心、体贴的孩子，你甚至会观察出妈妈月经期间的变化，给妈妈泡红糖水喝；你也会从爸爸的脸上，读出爸爸的喜悦、低落、悲伤、疲惫。这是同样的思维方式，只不过，中医对于生命内外关联的观察要更为复杂，而且要经历一代代人的反复实践、积累和总结。这个过程很漫长，几十年、几百年、几千年，甚至更长。中医就是对中国人生活和医疗经验累的理论总结。有些人说中医理论不科学，要通过各种动物实验去验证中医理论，其实他们是不知道能流传并沿用至今的中医理论，其背后是大量的实践经验积累。

中医对于生命的理解,为何要选择这样一种方式?有文化影响。儒家的“孝”文化对中国传统社会影响深远,身体发肤受之父母,不敢轻易毁伤,自然不存在倡导解剖的社会文化氛围。今天人们去世后大多火葬,而古代基本上是土葬。火葬作为佛教传入中国后出家僧人的一种殡葬形式,曾被视作异类,并遭到批判。其背后的原因,便是儒家与佛教对待身体的态度有着本质的差异。我们看古代帝王对于一些“罪大恶极”的犯人,有鞭尸、戮尸的惩罚。已经失去生命的尸体,在古人看来同样具有联系生命甚至是连接来世的象征意义,当然由不得解剖。明白了这一点,我们看被今人视作中国古代“解剖事件”的故事,就会有不一样的解读。例如,宋代绘制的《欧希范五脏图》和《存真图》,所解剖的对象都是反叛者。与其说是解剖,倒不如说是惩罚。这与现代医学目的的解剖完全不同。当时官方安排了画工描摹解剖所见,这些画工所绘制的脏腑

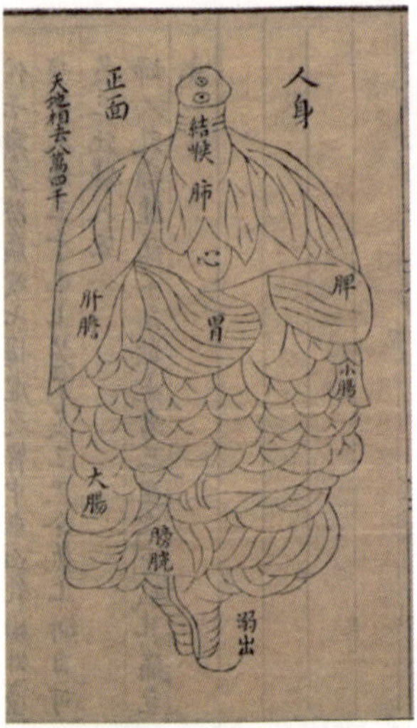

宋徽宗崇宁年间,处决反叛者后绘制的《存真图》

图，在我们今天看来很粗疏，有很多错误。如果真的是为了医学目的的解剖，绘制应当不会如此粗陋。

以前我们老觉得是由于中国古人的技术水平有限，所以解剖和绘图能力有限，但是你看一下历史上中国的能工巧匠太多了，从纯技术层面而言，这并非是中国古人不能完成的，所以，以技术水平高低解释中医解剖水平高低并不成立。除了以上所说儒家身体文化，我觉得天人合一观念主导下的整体观，是更为深层次的原因。整体观就是强调对于整体的把握，而非孤立的、剥离的、零散的局部观察。所以，解剖这样拆开式的观察行为，在古人眼中并不算高明。这一点在中国古代人物绘画中也有很好的展现。古人看重的是文人画，而非匠人之画。文人画对身体的描绘，重在写意，表达人物的精气神，呈现人物自身与外在天地的融合，并不追求身体肌肉、骨骼层面的准确。你看一下中国古代的人物画像，再对比一下西方的油画和雕塑，你难免会觉得中国古人的画像画得太不像了、太不准确了，但却为何被推崇？原因就是爸爸所讲。

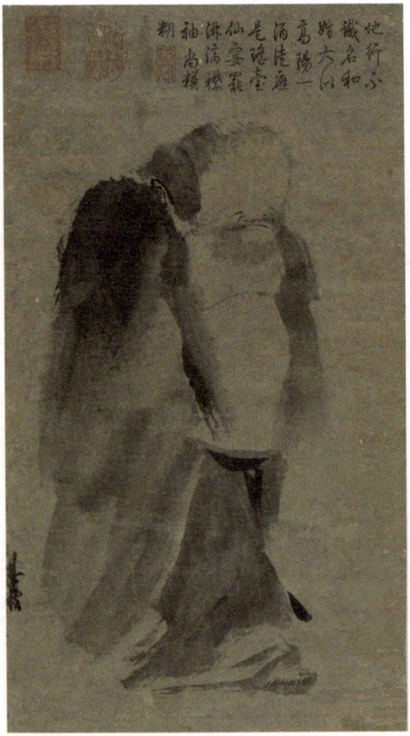

以南宋梁楷《泼墨仙人图》等为代表，开创了中国写意人物画的先河。写意人物画不追求人物外形描绘的工细和精准，而是以简单的笔墨来传达形体之外的神气，是具有独特民族文化特色的中国古代人物画种类。

中医注重从整体的视角观察生命，但也并未忽略对局部的观察。准确地讲，中医观察局部的前提是整体，是从整体的大视野中来理解局部，以及局部与整体的关系。中医的诊断方法就是很好的说明。在寸口，也就是腕后桡动脉的搏动处，通过触摸感觉动脉搏动的强弱、流利度、充盈度等，判断全身气血的运行是否正常。同样，通过眼睛、舌头、面色等身体不同局部的颜色、形态等方面的变化，可以判断内在脏腑功能正常与否。中医的治疗也是如此，“头痛治脚”“脚病医头”之所以可以成立，就是将生命作为一个整体，头、脚这样看起来距离相远的部位，实际上也存在着密切的关联。往大处说，中医的经络理论阐释的就是这种身体不同局部，尤其是距离较远部位，所存在的关联。只不过，这种关联单纯依靠尸体解剖好多并不能发现。

回到我们一开始说的小仓鼠，它也是鲜活的生命。有一件很有意思的事儿，爸爸参加《续修四库全书总目提要》撰写时，分到的任务中有一部分是关于中国古代兽医的古籍。牛、马、羊、狗等好多动物，中医也会标注它们的经络、穴位。动物病了，中药、针灸都可以应用。你看古人的观察有多么细致！爸爸记起小时候在临朐老家，家里养的小猪病了，爷爷奶奶点燃艾草，抱着小猪的腿脚在火上烤。我当时还认为太残忍了，觉得小猪太可怜了。直到后来读到那些兽医古籍，才知道原来这是一种治疗方法。是不是很有意思？

孔子看到河水流去，感叹时光飞逝，“逝者如斯夫，不舍昼夜”。生命是有限的，所以我们要珍惜时光、珍爱生命，在有限的时光里，争取让生命更加充实和精彩。万物不齐，人的生命也有长短。《黄帝内经》说养生的目标是“尽终其天年”，达到自己生命的寿限就可以了。寿限八十岁，硬要活到一百岁，这不现实。不懂养生，胡吃海喝，疾病缠身，六十岁便死去，这是咎由自取。人既不能长生不老，也不能苛求超越自己生命的限度。服药求神仙，多为药所误。古往今来，多少帝王服丹药求长生，长生不得，反早毙命。人的一生，要“戒之在得”，不贪求，这才是大智慧。生命也是如此。

“神龟虽寿，犹有竟时。”“人固有一死，或重于泰山，或轻于鸿毛。”儒家把生命看得很重，但却可以杀身成仁。佛教向往西方极乐世界，但为了众生，却可以有以身饲虎的无畏。相比较而言，道家更关注生命自身现世和当下的养生。中医对于生命的态度，整体上是偏重道家的。《黄帝内经》托名“黄帝”，代表的是黄老学派，而黄老学派正是秦汉时期流行的一个以道家思想为核心，又融合阴阳家、儒家等诸子百家的学派。历代中医古籍中大量关于养生的论述，也是以道家思想为核心。俗话说“十道九医”，道医同源，此言不虚。

小安，很抱歉，讲生命这个话题，就绕不开死亡。今天社会普遍注重养生，尤其是老年人。养生涉及方方面面，我觉得，不能缺失正确的生死观。只有明白了什么是死亡，知道了生命的限度，才会生活得更好。只不过，我们中国人太忌讳谈论死亡了，似乎觉得不去谈论死亡，就能避免死亡一样。爸爸是学医的，比普通人会经历更多的死亡。在很年轻时就不避讳地谈论生死，是希望你能生活得更好。

咱们老家那里的人去世了，都会安葬到村外的一座山上。从村头出发，越过一条水渠便会来到山上。有一年，老家的一位亲人去世了，我陪着爷爷回老家奔丧。爷爷遇见他儿时的伙伴，边开玩笑边说："到了我们这个年龄，已经是过了水渠，在赶往山顶的路上了。"你看，死亡居然也可以平淡甚至是笑着说出来，这是老人看透生死的智慧吧。

希望你珍爱生命，好好生活。

爱你的爸爸

脏　腑

小安：

我最亲爱的女儿！

“脏腑”在古籍中常写作“藏府”，藏于身体内的器官。中医讲的脏腑主要是五脏和六腑，五脏为肝、心、脾、肺、肾，六腑为胆、小肠、胃、大肠、膀胱和三焦。

脏与腑，有明显的区别。从形态上看，五脏大多是实质器官，而六腑是中空器官。所以，在古人看来，实质的五脏可以贮藏精气，六腑是中空的，可以传化、运送饮食。五脏藏精，以藏为宜；六腑传送，以通为顺。一藏一通，一阴一阳。脏属阴，腑属阳，阴阳相配。肝与胆、心与小肠、脾与胃、肺与大肠、肾与膀胱，脏腑相配。

说到这里，你很容易便会发现问题。脏与腑互相搭配，但脏是五个，腑是六个，明显不搭。如果让你玩游戏配对的话，你肯定是五脏对五腑，或者是六脏对六腑。为什么会出现这个问题呢？有的人说，天有六气，地有五味，天六地五；清阳为天、浊阴为地，天属阳、地属阴，腑为阳、脏为阴，所以是五脏六腑。数字在传统文化中有其象征意义，甚至是衍生出了数字崇拜和迷信。五脏六腑、十二经脉，五、六、十二等许多中医理论使用的数字，都能从传统文化中找出其象征意义。所以，我觉得首先要弄清楚究竟是先有五、六这两个数字，然后再造出五脏、六腑，还是先有五脏、六腑这个事实，然后才用传统文化中数字的象征意义对其予以解读。我个人是倾向于后者。

秦汉时期，社会上流行着多种脏腑学说，《黄帝内经》中便讲过当时有人把脑髓作为脏，有的把肠胃作为脏，有的则将它们作为腑。正因如此，我猜测五脏、六腑原本就是不同医家、不同学派的理论，《黄帝内经》把它们集合在一起，才会出现不搭配的问题。五与六的数字文化解读，只不过是为了缓和彼此不搭配而做出的解读而已。

你从小学开始便陆陆续续学习生理课，课上讲的知识全部是现代医学的认识。有了这样的知识背景，当你再去了解中医的脏腑知识时，便会发现两者的差别非常大。例如，脾脏是人体最大的免疫器官,中医却把脾作为消化器官。不止如此,中医讲的五脏还与人的七情相关,如心藏神,人的精神意识、思维活动与心有关,而不是脑。

那么为何会出现这么大的差别呢?解释起来很复杂,理解起来也不容易。好在我之前对你讲过“生命”那个话题。从系统论,整体与局部的关系,从天人合一的整体观念出发,会方便你理解中医的脏腑。

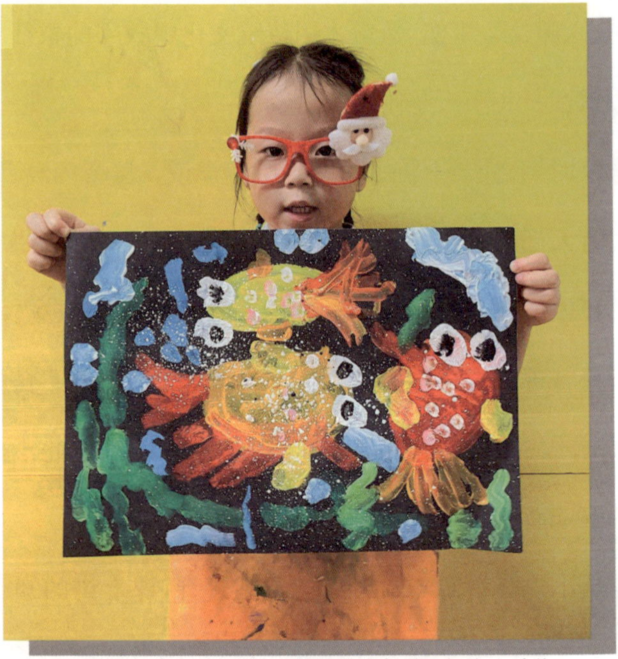

鱼、水、水草……组成一个充满生机的、和谐的系统。
我们的生命何尝不是如此?中医把五脏作为生命系统的核心,
就像你图画中央的鱼儿一样。

简单来说，中医是把生命这个整体系统划分为五大部分，或者说是五大子系统。五脏分别对应五个子系统，而不是解剖所见的那一个脏器而已。正是因为把系统的功能附加于五脏，所以中医所言五脏的生理功能，要远大于脏器本身的功能。

心主血脉，与现代医学所讲的循环系统功能类似。但是，中医远远没有发现现代医学所言血液循环的具体过程和细节。古人和我们一样，当然能感受到心脏的跳动。只不过，今天我们认为，心脏的跳动源于窦房结产生的有节律的电流对心肌的刺激。但是，古人却认为心脏跳动的动力并不在心脏本身，而是在胃。《黄帝内经》中讲："五脏者皆禀气于胃，胃者五脏之本也。"吃饱饭，才能活着，才能有力气做事。所以，古人把胃作为五脏的根本，把胃气充足作为五脏得以正常运作的基本前提。正因如此，《黄帝内经》说胃的一条大的络脉，"出于左乳下"，即心尖搏动之处，用手可以摸到它的跳动。

除了主血脉这样与现代医学尚且有所关联、相似的功能外，心还能藏神，这与现代医学的认识完全不同。中医把人的精神情志与五脏相对应，但总属于心所统辖和主宰，所以称心为"君主之官"。你不妨回忆一下，汉字中与思维意识、精神情志有关的字,往往都有一个心字旁。我们天天挂在嘴边的“心里想”,正是此意。尽管通过生理课你已经知道这些功能原本是脑的,但是丝毫没改变和影响你的习惯表达。这也说明了,我之前所讲的,一代人一代人口耳相传的传统文化,是多么深入中国人的骨髓。正因如此,古人把许多精神失常的疾病都归于“心不藏神”。你读中学时上语文课会学到《范进中举》这篇文章,说到范进发疯的原因,“他只因欢喜狠了,痰涌上来,迷了心窍”。中医讲的醒神开窍,针对的就是心。古人认为心窍越多越聪明,所以《封神演义》里的比干是“七窍玲珑心”,《红楼梦》形容林黛玉聪明时,说的是“心较比干多一窍”。窍,就是空窍、眼儿。讲一个人聪明,“心眼儿多”,我们至今还这么说。

肺主呼吸,古人形容肺如橐籥,橐籥就是鼓风吹火的装置。爸爸小时候在农村,大锅灶都带这样的风箱,拉动风箱的把柄,一抽一送,将空气由外传送入灶膛中,火会变旺。在古人看来,呼吸的意义,或者说肺的关键作用,便是通过呼吸的开合运动,将气源源不断地布散到全身。《黄帝内经》讲“肺朝百脉”,说的就是肺如橐籥,以呼吸为动力,将气血通过百脉运送至全身。这与现代医学所讲的肺循环虽然听起来有一点相似,但背后的逻辑以及具体细节则完全不同。气血是一身的动力源泉所在，好比使车辆可以跑动的汽油一样，所以，心藏神是君主，那么肺的重要性稍微次之，称为"相傅之官"，如同宰相。

《黄帝内经》讲肺可以通调水道。水道，就是水液运行的通道。五脏六腑中，膀胱位居最下，因而称之为"州都之官"。肺的位置最高，称其为"华盖"。华盖，也就是伞盖，你看电视时曾经看到过古代帝王车上的伞盖。古人认为，喝水入胃，消化吸收后，通过脾的布散作用，向上输送至肺，然后再通过肺如橐籥对气的调节，将其散至全身。肺在上，膀胱在下，水液要在两者之间传送，必须依赖通道，也就是水道。水道是什么？是三焦。那三焦又是什么？是古人模模糊糊将包裹在腹腔脏器外面的网膜作为三焦。网膜如网状，布散的范围又广，在古人看来，恰巧符合通路之用。

古人的解剖观察很有限，很粗线条，所以只能形成这样比较粗线条的认识。更为有限的是，古人并没有发现肾脏通过输尿管与膀胱相连。那么膀胱里的水液从何而来？古人认为，水液是通过三焦渗透进来的。水由一处流至另一处，可以由管道直接通入，也可以慢慢渗进来，这是并不复杂的生活常识。古人将生活观察纳入医学，此是一例。

缘于以上认识，中医对于水肿等水液代谢障碍疾病的治疗，并不是只调理肾与膀胱，脾胃、肺都是需要关注的重点对象。仍以肺为例，通过宣发肺气可以治疗水肿，中医称其为“提壶揭盖”之法。你仔细观察一下茶壶，便会发现茶壶盖上都有一个小眼儿。通过这个小眼儿，可以保持茶壶内外气压的平衡，这样茶水才可以倒出来。你不妨试一下，一旦堵住这个小眼儿，茶水就出不来了。与之类似，如果肺气郁闭不通，人体的水液便不能通过膀胱排出体外，就会出现水肿。治疗这种水肿，单纯通利膀胱是不行的，需要宣发肺气，仿佛是打开了闭塞的茶壶盖上的小眼儿。你看，这又是我反复讲过的“中医真是一门生活化的医学”，许多中医理论都有其生活经验作为基础。

脾主运化，胃主受纳。在古人看来，饮食入胃，胃如同一口锅，可以腐熟水谷，但进一步将其转化为精微物质，并转运至全身的，则是脾。所以，脾胃常并称。五脏六腑都很重要，但饮食是活着的基本前提之一，更何况是对于农耕社会的中国而言。因此，古人称脾胃为“后天之本”。与之对应，肾藏精，与生殖繁衍关系最为密切，古人称其为“先天之本”。先天、后天，是以出生前后作为区分。有的人写文章说，呼吸很重要，肺也应该称为后天之本。这就有点抬杠了，没有明白医学背后的人文意蕴。中国人见面打招呼，喜欢问人家吃没吃饭，这背后也是同样的道理。农耕社会，民以食为天。食、色，性也。吃关乎生存，色关乎繁衍，谈吃、谈性，不丢人。

调理脾胃很重要，爸爸在门诊面对患者时，也都要问一下他们吃饭怎样，胃口好不好。在我们中国老百姓眼中，只要吃饭好，就不会有要命的大问题。好多患者，多种疾病缠身，病情复杂，医生面对这样的患者往往没有头绪，分不清轻重缓急。山穷水尽之时，不妨从调理脾胃入手。这也是我的前辈传授给我的经验。金元时期有四位医家对后世影响很大——刘完素、张从正、李杲和朱震亨，后世称他们为“金元四大家”。其中的李杲，著有《脾胃论》，擅长通过调理脾胃治疗疾病。有人认为李杲脾胃理论的形成，与当时社会战乱频繁，百姓颠沛流离有关。由此也可见，许多医学理论的形成，时势使然。

肝最主要的功能是主疏泄，对气的运行具有极为重要的舒畅作用，而气又是保证血液、津液正常运行的推动力。所以，肝对于全身气、血、津液具有重要的调节作用。中医将五脏与五行相对应,用五行的功能来概括五脏的生理特点。例如,心藏神,神以清明为要,与火相对应。脾主运化,与大地生化万物的特点类似,故五行属土。而肝舒畅、条达的特点,与春天树木复苏、生机勃勃的特点类似,所以与木相对应。

七情怒、喜、思、悲、恐、惊、忧,与五脏相对应。心主喜,心生喜悦有好处,但过喜就心神涣散,刚才说的范进就是如此。脾主思,相思成灾,饮食不进,为伊消得人憔悴。肺主悲、忧,肺开窍于鼻,所以悲伤时一把鼻涕一把泪。肾主恐、惊,俗话说“吓得屁滚尿流”,听起来有些庸俗,但却有道理,因为前、后阴是肾所主。怒最易伤肝。郁怒,怒气郁而不发,日久可导致肝气郁滞,进而血停为瘀,津停为水湿痰饮,气结和痰瘀都是导致疾病发生的重要原因。如果是暴怒,怒气一下子被激起,肝气会随之上逆,甚至是血随气逆。不妨读一下《三国演义》中讲周瑜,是如何被气得口吐鲜血。当今社会越来越卷,压力越来越大,人的焦虑、抑郁也越来越多。中医调治这些疾病,常常从肝论治,正是因为肝主疏泄对于情志的调节。未来的人生路上,少不了挫折,爸爸不希望你躺平,但更希望你的拼搏努力不能以消耗自己的身体和情绪为前提。每临大事要静气,别着急,别害怕,更不要生气!

尽管做起来有些难，但可以慢慢锻炼和培养。爸爸希望你能做一个快乐的人。

肾主水，但其所主之水并不只是泌尿系统所讲的尿液而已。肾与五行之水相对应，是主体内一切水液，内涵要比现代医学所讲更为宽泛。除此之外，中医认为肾能藏精，这个精主要是指可以繁衍后代的生殖之精。这个功能，是现代医学解剖层面上的肾脏所不具备的功能。这也正如我前面所讲，中医讲的五脏，实际上是以五脏为核心的五个系统，而非具体的解剖所见的一个器官而已。中医所讲的肾可以藏精，很明显是把生殖系统也归于肾所统辖。

尽管大部分人从小学开始便已学过生理课，但提到“肾虚”，还是会让不少人心生畏惧。这从一个侧面说明，中医理论深刻影响了老百姓对于生命的认知，而且这种认知逐渐成为“传统”，融入生活，代代相传。爷爷奶奶、姥爷姥姥，日常生活中会讲出一些有中医味道的话。他们并没有学过中医，这些话正是来自祖辈们生活中的口耳相传。往大里说，中医已经融入老百姓的生活，并成为老百姓认识生命和疾病的基础知识。这并非虚话。这也是爸爸希望你了解一点中医知识的一个重要原因。

五脏的主要功能大致如上。六腑中未提到的小肠、大肠、胆,其功能与现代医学虽有差别,但大致相仿,我不再啰嗦讲太多。中医对脏腑认识的一个独特之处,是发现了脏与腑之间的功能关联。肝与胆、肾与膀胱、脾与胃,尚且是部位相近、容易想到的关联,但心与小肠、肺与大肠,它们之间关联的建立就有些复杂。古人一定是积累了大量的实践经验,才发现了它们之间的关联。基于这些关联,中医形成了颇具特色的治疗方法。例如,肺热,除了清肺之热外,还可以通腑清肠。这好比是锅里的水煮沸了,不能只是扬汤止沸(清肺),还要釜底抽薪(通腑清肠)。不只盯着某个局部,而是从整体的视角来理解局部的病变和治疗,这的确是中医的智慧。

如以上所讲,在以五脏为核心的每个系统中,既包括了腑、形体、官窍、情志等这些自我生命的构成要素,又与外在的五行、季节、地域等分别对应,这样便形成了一个内外都密切相关联的整体。这些关联的建立,并不是某个天才,或者说某位"圣人",灵机一动的发明,而是无数人长时间大量的观察、实践、推理、试错等所得。尽管我们的古人有"托古"的习惯,尊古而贱今,往往把医学理论的形成假托为黄帝、神农等远古圣人所为。这些关联，有的并不好理解，例如，心与小肠脏腑相应、开窍于舌，但是心火旺盛的人，的确可以见到舌尖发红。小肠是重要的消化器官，古人称小肠是“受盛之官”，也就是说接受、盛纳胃中进行初步消化的食物，进一步消化，然后“泌别清浊”。古人认为，水液由小肠渗入膀胱，滓秽进入大肠，此所谓清与浊由此而分别。所以，小肠也是水液代谢过程中重要的脏腑。心火旺盛的人，除了舌尖发红，还可以见到小便量少、色黄等症状，中医称为小便短赤。因此，清心火时可以加入清利小便的药，其背后的理论逻辑便是心、小肠、小便三者之间的关联，这也是釜底抽薪的治疗方法。宋代山东名医钱乙《小儿药证直诀》中有一首名方“导赤散”，用来治疗心火旺盛，方中的木通就是用来通利小便的。

我以心为例，啰啰嗦嗦讲这么多，你听起来肯定有些头大了，但目的在于希望你能认识到中医理论绝不是“玄学”，更不是胡扯。如果没有大量实践观察积累，中医理论不可能行之有效，更不可能流传至今天。有的人觉得中医在讲脏腑时把阴阳、五行，纳入其中，是愚昧的、落后的。其实，阴阳、五行是中国古代普遍使用的传统文化工具。阴阳是一分为二的对立统一，五行则稍显复杂，将事物厘分为五类，并用生克关系等说明彼此之间的促进和制约。所以,阴阳、五行跟愚昧落后不挂钩,它们是古人用以阐释事物之间关联的最基本、最简单的文化工具。这个工具无所谓好坏,但被一些故弄玄虚的人或领域使用,就容易被诟病。我想这也是一部分人看到中医使用阴阳、五行就贬低和排斥中医的原因吧。只有把背后的逻辑和道理讲清楚了,才能消除这些误解。面对纷繁的世界,要借助一些工具或模型,才好梳理,才能条理一些。中西医学身处不同的社会文化背景中,选择有所不同,中医更多使用的是中国传统文化,而西医则是自然科学技术。所以,即使是面对同样的生命,面对同一个患者,它们的认知与阐释是不同的。

这一次讲的有点多了,尽管如此,还有好多关于脏腑的知识无法一一去讲。最后让我做个总结的话,是想告诉你:学习单纯身体结构层面的知识,建议还是找一本现代医学的解剖图谱看看,但是,如果想理解中国传统文化对于生命的整体理念,了解现代科学之外认知生命的另一种视角与智慧,还是要读读中医。

生命多么美好!余不一一。

爱你的爸爸

经　络

小安：

我最亲爱的女儿！

刚给你讲完脏腑，马上要讲一个比脏腑更加复杂的经络的话题。我本来是想具体地称为复杂的器官，或者复杂的组织，但是这些称谓又都不太正确，所以，我只能先模糊地表述为“复杂的经络”。希望等我讲完后，咱们两个能确切一点说经络是复杂的“什么”。

说经络复杂，是因为经络的实质至今是个谜。不是血管，也不是神经，但是又与它们相关。比如，你看到过爸爸给患者摸脉，摸脉的位置叫作寸口，也就是腕后高骨（桡骨茎突）内侧桡动脉的搏动处，这个位置属于手太阴肺经。很显然，至少在寸口这个部位，手太阴肺经就是桡动脉。这样的例子很多，除了在寸口这个位置摸脉，古人还曾经在颈动脉、足背动脉的搏动处摸脉，这里的经络同样也是血管。

《黄帝内经》中曾讲过“深而不见”的是经脉，“浮而常见者”是络脉，这里讲的经脉和络脉，很明显是有形质可寻可察的血脉。经脉是大的主干血脉，部位较深，络脉则是小的分支，部位相对较浅，这与动脉、静脉的特征和差异相吻合。除了这些，《黄帝内经》还讲过孙脉、毛脉，则是比络脉更为细小的分支，与毛细血管类似。不过，你若错以为经络就是血管，那就错了。只能说，中医所讲的经络的有一部分与血管重合。

为什么会出现重合呢？这就要从经络理论的形成说起。古人与我们有着相同的身体感知，我们能观察到的血管，古人肯定也能观察到。古人最初讲的经络就是血管，动脉、静脉、毛细血管，经脉、络脉、孙脉，逐一对应。而后，古人为了解释他们观察到的身体不同部位，尤其是较远部位之间存在的联系，便将这些部位人为地以线条相连。例如，心绞痛发作时，疼痛还会向左肩背、左臂内侧、小指等部位放射。把这些部位联系在一起，便是手少阴心经。这些线条也是经络，只不过并不是血脉之经络，而是联系之经络。两者在部分位置可能会有重合，但是本质却不同。血脉是有形质的，而为了解释身体不同部位关联性的联系之经络，却是人为划定的，并不是说身体中就长着一条条这样的线条。如果以为身体上就长着这样一条线，甚至试图通过解剖去寻找这条线，那就错了，是不会找到的。明白了这一点，你就清楚了，单纯问经络是什么，或者问经络有没有形质可探寻，是无法简单回答的。说经络是血管是错的，说经络毫无形质也是不对的。

经络之所以复杂，就是因为以上所讲的两种性质的经络交织在一起。经络虽然有血脉的内涵，但单纯依赖血脉是无法解读身体不同部位的复杂关联的，所以，作为联系之脉的经络显得更为关键和重要。实际上，我们今天说的经脉理论，主要就是作为联系之脉的经络。

作为联系之脉的经脉与络脉，彼此也是不同的。按照《黄帝内经》的表述来看，大致而言，合乎术数的是经脉。术数可以说是古人关于时空宇宙的学问，我们常说的四时、十二月、二十四节气、三百六十五日等等，都是术数。古人常方术并称，术就是术数，方是方技。方技，是“生生之具”，是关于生命的学问。从这里也可以看出天人合一的观念。既然天人合一，那么生命就要合乎术数。所以，十二经脉，就是合乎十二这个术数的数字。

单纯依靠十二条经脉，肯定无法囊括和解释身体各部的复杂关联，所以，在十二经脉之外，尚有大量的、可以弥补经脉未及之处的络脉。络脉，形式就比较自由，不拘泥于十二等术数。简单来说，经脉无法遍及的，就要依靠络脉来补充。

明白了十二完全是术数的匹配，就更不需要探寻十二经脉的解剖实质了。实际上，究竟有多少条经脉，并没有定数。《黄帝内经》讲的是十二经脉，而比《黄帝内经》时间更早的马王堆汉墓出土的文献中，则是十一条。十一、十二，不同的术数模型而已。既然经脉的数字都可以变化，你就更能清楚，我们的身体上并没有长着十一条或者十二条线路。经脉，是为了表达身体的关联而人为划定的线路图而已。

十二经脉，包括手三阴、三阳经和足三阴、三阳经。三阴三阳，是阴阳的三分法。传统文化中的阴阳主要是二分法，阴分为太阴、少阴，阳分为太阳、少阳。三分法，是中医的创造，在二分的基础上，加上了厥阴和阳明。脏属阴，腑属阳，阴经与脏相对应，阳经与腑相对应。可矛盾又出来了，手、足三阴，一共是六，而五脏是五。为了解决这个矛盾，在五脏的基础上，又加上心包。如此十二经脉便是：手太阴肺经、手厥阴心包经、手少阴心经，与之相对的手三阳经为手阳明大肠经、手少阳三焦经和手太阳小肠经；足太阴脾经、足厥阴肝经、足少阴肾经，与之相对的足三阳经为足阳明胃经、足少阳胆经和足太阳膀胱经。

心包，顾名思义，心脏外的包膜，它在中医里是一个比较特殊的存在。因为古人觉得心既然是君主之官，不能直接受邪，不能被蒙蔽，所以就让心包代心受邪，背黑锅。因此，古人讲的“邪陷心包”之类，实际上就是心脏受邪。还记得前面我跟你讲过的三焦吧，六腑与五脏相对应而显得有点多余的三焦，与心包脏腑相对应。这也印证了我之前讲的，为了把五脏、六腑、十二经脉这些不同理论学说整合在一起，《黄帝内经》还是费了脑筋的。

讲到这里，聪明的你应该知道我们了解经络的重点在哪里了吧。特别是对普通人而言，看看十二经脉的循行图，看看古人是如何借助经络将身体不同部位的联系串通起来的。看这些经脉图，你会发现十二经脉有大致的循行规律，手三阴经从胸部循行至手，手三阳经从手上行至头部，足三阳经从头部下行至足，足三阴经从足至胸腹。

经络的巧妙之处，依然是古人对于生命整体、细致的观察。脏腑的侧重是以五脏为中心的，腑、形体、官窍、情志与外在自然的整体观察。经络则更为灵活，是突破了五脏系统关联的整体观察。而脏腑与经络相对应和结合，便实现了内外贯通，全身相联。与古人相比，我们在科技等许多领域已大大超越，但是感官的感受、切身的观察和体验，反而不那么敏锐和细致了。不妨问问和看看我们的身边人，有几个人会观察天文地理？有几个人会细致观察自己的生命？真是少之又少！科技的进步带来了生活的许多便利，但也钝化了我们人类作为动物的本能。科技真是一把双刃剑。

十二经脉均有所属的腧穴，针刺这些穴位便可以治疗经脉循行部位和对应脏腑的病变。还记得我给你看过的一张照片吧，有一次爸爸在办公室急性腰扭伤，请杨伯伯赶紧来办公室针灸，杨伯伯在爸爸的头上扎了不少针。腰痛可以在头上取穴，正是经脉的关联。头痛医脚、脚痛医头，也是同样的道理。好多不懂中医的人，看到医生头痛医脚，讽刺这个医生是庸医，嘲笑中医。你若碰到这样的情况，就可以向他科普一下中医针灸的理论逻辑。

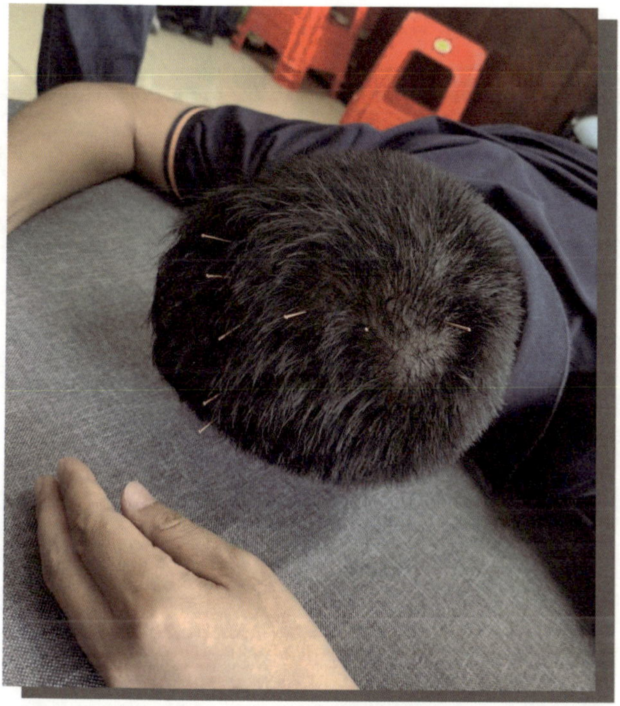

急性腰痛，杨伯伯来爸爸办公室为我治疗。
腰痛针刺头部穴位，典型的中医智慧。

腧穴好比是电路上的开关，触动开关可以控制电路上照明灯的开启或关闭。你还记得小时候爱玩爸爸书桌上的台灯吧，随着你点击开关不同的次数，灯光会打开、变强、变弱、关闭。同样，针刺腧穴时可以通过不同的手法，或强或弱，或快或慢，或深或浅，达到或补或泻的调节作用。或者说，针刺同一个穴位，但是手法不同，可以产生双向调节作用。

我们的身体究竟有多少个腧穴呢？历代医家的记载不相同。除了十二经脉有其所属的腧穴外，奇经八脉中的任、督二脉也有所属的腧穴，我们称其为十四经，元代医家滑寿有一本著作便名为《十四经发挥》。十四经穴共有362个穴位，但人体的穴位远不止如此，还有不属于十四经穴的“经外奇穴”，以及“阿是穴”。阿是穴的命名，特别形象和有画面感。身体某个局部出现疼痛、抽搐等病症时，我们往往可以在这个局部寻找到压痛点，按压这个点，症状就会减轻。当医生寻找到这个压痛点，你不由地喊一声“啊”，医生问你“这里痛吗”，你说“是”。无论是经外奇穴，还是阿是穴，其背后的机理都是我之前对你反复讲过的整体与局部的关联。

刚才提到的奇经八脉，是有别于十二经脉的比较特殊的经脉。奇经之“奇”，有的认为是奇特之奇，有的则认为是奇数之奇。说奇特，是说与十二正经不同；说奇数，是说奇经不像十二经脉那样阴经与阳经相配。八脉，即任脉、督脉、带脉、冲脉、阳跷脉、阴跷脉、阳维脉和阴维脉。古人形容十二正经好比是沟渠，而奇经八脉则是湖泽。沟渠满溢，溢水可存于湖泽。十二正经气盛，可入存于奇经八脉。表面上看起来是很典型的天人合一的类比思维，更深层的原因则是身体的关联很多，奇经八脉可以补充十二经脉关联的不足。

爸爸小时候看金庸的武侠小说和影视剧，里面经常出现一个桥段，成为武林高手的一个重要阶段便是打通任督二脉。等你长大了就会明白，武侠只不过是成年人躲避现实压力的童话而已，我们不可能飞檐走壁，也没法仗剑走天涯，但打通任督二脉却不是假的，只不过没有小说那么幻化而已。

古人极为重视“中”，国家定都要在一国之“中”，所以，西周青铜器何尊铭文中会讲“宅兹中国”。就是说，在当时人们的眼中，一国之中在河南洛阳。北京中轴线，作为“中国理想都城秩序的杰作”，2024 年 7 月被列入世界遗产名录。任、督二脉就是人体中轴线上的两条经脉。任脉位于胸腹正中，督脉位于腰背正中，一阴一阳。打通任督二脉，实际上就是气在意念的主导下，沿任、督二脉循环，这也叫作“小周天”。这是古人养生常用的方法之 ，中医和道家养生类文献中常见，并不稀奇。我的博士毕业论文，包括后来出版的第一部学术专著，里面曾涉及谈到“小周天”的养生功法。当年我还在山东中医药大学工作，曾经接到一位甘肃老教师读者的电话，他说读了我的书，想和我交流中医养生的问题,并告诉我小周天的养生功法他有实践,确实有效果。是否真的如此,我不敢妄言,因为我自己没有练习过。但古人讲了那么多,也曾附以自己或他人的验案以说明其疗效,应该不至于是乱讲。只不过,今天我们大多数人对古人的养生理论与方法相对比较陌生而已。

生命的确是个极为复杂、细密的“小宇宙”,身体各部之间存在许多深层次的联系,有待我们认真观察、发现和利用。除了针灸,你在中医门诊还会见到压耳穴,一块小小的胶布上粘着一小粒圆圆的王不留行,然后将它贴到耳朵的穴位上。尽管中医很早便讲过耳朵与经脉的关联,如明代医家汪机讲:“十二经脉皆上络于耳。”但耳穴治疗方法的大范围研究和使用,却得益于一位法国医学家的推动。20 世纪 50 年代,法国医生 Paul Nogier 发现耳穴分布大致如一个倒置的胎儿,通过耳针可以治疗多种疾病,引起了世界的关注。1982 年,我们国家受世界卫生组织委托拟定了耳穴国标化标准方案。法国医生当然不是使用中医理论发现了耳穴与身体的关联,但我们中医却给予这些关联很中医味道的理论解读,并新发现和拓展了耳穴与身体的更多关联。这是多么有意思的一件事情!耳穴的发现与临床应用,也说明发现身体局部与整体之间的关联并非中医的专属。只不过，不同医学也许会使用不同的理论对这些关联予以不同的解读。由此你也会更加明白我之前所表达的观点，经络作为中医阐释身体复杂关联的一种理论，其研究的焦点不应该放在寻找经络的实质上，而是更应该关注经络所串联起来的是哪些关联。

你一定记得，爸爸晚上下班回家经常泡泡脚，然后按压脚底的穴位。相信聪明的你听我讲了以上关于经络的道理后，一定会知道为什么了吧，你不妨试试看！

爱你的爸爸

气　血

小安：

我最亲爱的女儿！

今天爸爸要给你讲气血。血，也就是血液，你并不陌生。相对而言，气就有些不好理解，因为不像血液那么直观。你所知道的气，也许就是空气，还有呼吸时对气的感受。

我对你说过，我们今人能有的身体感受，古人也同样会有。仰望天空，云卷云舒，清风徐来，轻抚面庞，呼吸吐纳，气息往来……诸如此类的切身感受，也许就是古人发明“气”这个概念时的重要身体感知。汉代许慎的《说文解字》对气的解释便是“云气”，正是此理。

你看天上的云，飘来飘去，形状不一，随时变化。我们面对它，感受到了气的特点，运动的、推动的、变化的……即使当“气”从云气等具象的事物中脱离出来，慢慢变成了一个相对抽象的中国古代哲学概念，运动、推动、变化等依然是“气”的基本特性。这依然是我之前对你所讲的，中国古代哲学作为一门生活化气息浓郁的哲学，哲学概念的产生离不开生活中的身体体验。

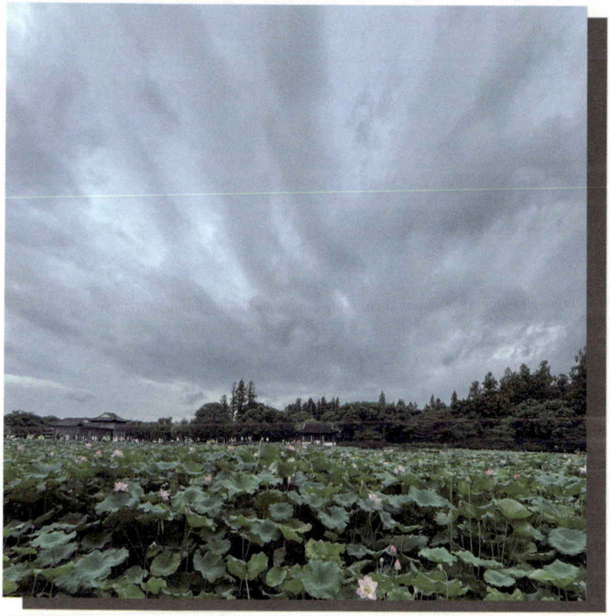

爸爸去杭州讲学，在西湖旁边随手拍的“云气”。

古人发明“气”这个哲学概念，是认知外在宇宙与自我生命的需要。“气”被古人作为宇宙间万事万物化生的本源。人，作为万物之一，自然也是如此，但人作为万物之长，与其他动物又有明显不同。所以，古人解释说，“精气为人，浊气为虫”，也就是说，气的精华与非精华是人与动物的区别。《黄帝内经》在谈论人从何而来时，既说源自于父母的繁衍，同时也有哲学层面的表述，“天地合气，命之曰人”。源于父母所生，这是并不复杂的常识。古人于此之外，又说天地之气相合便生成了人，则是为了以“气”为中介来说明人与天地万物的关联。你不妨感受一下，我们就是生活在空气的世界之中啊。只不过，我们日用而不知，熟视无睹，要不是刻意关注一下，还真是容易忽略它的存在。我们与万物共处于这个充满“气”的世界，一切由天地之气所化生，我们与万物便具备了得以发生关联的基础和机缘。同此一口气，共饮一江水，万物由此相连。

随着时代的发展，事物之间的许多关联，我们予以了科学的解读。例如，你读初中物理课便会学到，磁石与铁相吸是因为磁场，但是，古人的认识还达不到这样精细，只能笼统地讲它们之间是同气相求。我们既要看到古人感知这个世界万物的敏锐与智慧，也要看到时代的局限和不足。

综合以上所讲，中国传统文化所讲的气，既有具象的一面，如云气、呼吸之气等，也有抽象的一面，是作为解释万物产生、关联的工具或者说是模型。所以，有的人说，气就是一种物质，实际上仅仅说对了一小部分而已。

中医是在中国传统社会的土壤中生长起来的,中医的理论自然要使用传统文化思想。气,便是典型的例子。中医对气的使用,与传统文化一脉相承。气被作为生命的动力,生生之气成为生命之所以为生的征象。生命充满活力,我们说"有生气"。无精打采,我们说"泄了气"。生命死亡,我们说"断了气"。细细品味一下的话,"有生气"和"断了气"的"气",远不止是呼吸之气,它还是对生命综合生命征象的概括。同样,"泄了气"的"气","少气乏力"的"气",也是对生命整体活力降低的概括。你看,"气"在中医理论里,也不仅仅是一种物质。

同样,中医所讲的"气虚",也不是对应着一种叫作"气"的物质的虚,而是当身体出现乏力、容易疲劳、无精打采等机能低下的一系列症状时,可以用"气虚"对此做出整体阐释。"气虚"肯定对应着身体内的多种复杂物质基础,但绝不是一种叫作"气"的特定物质。

与之相对应,中医使用人参等中药治疗气虚,也不是说服用人参后会给身体注入一种"气",而是这些药会通过补充身体内缺失的多种物质,使生命恢复其原有的正常状态。"气"是宏观、整体的解读,“补气”同样是宏观的、整体的,这是中医的巧妙之处。今天的药理研究,关注的是中药某种成分对于身体某个微观层面局部的作用,这实际上是一种并不“中医”的研究路数。我不是说现代药理研究不好,只是表明它和中医的契合度不高。

天人相应,气充塞天地之间,人身之气周流全身。人的身体内有多少种气?从整体而言,一气周流全身而已。那为什么中医又在讲五脏之气、六腑之气、元气、呼吸之气、水谷之气、宗气、营气、卫气、阳气、阴气……如此之多呢?这是为了表述的方便,是将“气”化整为零,用以解释其多种用途的需要。五脏六腑之气,是为了解释五脏六腑正常运作的动力所在。元气,与先天相对应,是为了解释生命的原动力所在,有点类似基因、遗传的味道。与先天元气对应的是后天之气,主要包括肺所主的呼吸之气,还有脾胃运化饮食物产生的水谷之气,两者相合叫作宗气。水谷之气,就是饮食物消化后产生的各种精微营养物质。由此也可看到,“气”是一个笼统的概念,对应着多种物质,而绝非是特定的单一物质。营气,是富含营养之气,营气和津液相合形成了血液,所以,营气是为了解释血液为何可以营养全身。卫气,顾名思义是保卫之气,是为了解释气对于外邪的抵御作用。阳气、阴气，是用阴阳将气的功能一分为二，温煦的、推动的、外向的是阳气，凉润的、静谧的、内守的是阴气。生命张弛有度，就是阳气与阴气和谐平衡的结果。

看起来复杂，其实也很简单，气作为中医用来解释生命变化的一种传统文化工具，大的、整体的变化可以笼统地用“气”即可，细微的、具体的变化就要使用相应的更具体的“气”来解释了。

气是血液运行的重要推动力。古人并未发现体循环、肺循环的细节，但是观察到了血液在血脉中的充盈、流动，并将其动力归于气。在古人看来，脾胃运化饮食水谷是气血生化之源，心主血脉，肺朝百脉。血液生成与运行依赖的关键是脾胃、心、肺。另外，白昼活动与夜晚休息时，脏腑对于血液的需求量是不同的，古人认为肝能藏血，人卧则血归于肝。所以，中医对于血液的调治，关注较多的是脾胃、心、肺与肝。

气推动血液在血脉（血管）之中流动，这很好理解。不知你是否还记得，讲经络时我曾经说过，有血脉之经脉，也有联系之经脉。十二经脉之所以复杂，就是古人在建构十二经脉理论时，把血脉之经脉和联系之经脉结合在了一起。十二经脉尽管本质上是联系之经脉,但是它又有血脉之经脉的一面。所以,十二经脉可以运行气血。不仅可以运行气血,古人还构建了十二经脉气血的流注循环顺序,从手太阴肺经开始,依次经过手阳明大肠经、足阳明胃经、足太阴脾经、手少阴心经、手太阳小肠经、足太阳膀胱经、足少阴肾经、手厥阴心包经、手少阳三焦经、足少阳胆经、足厥阴肝经,再流注回到手太阴肺经,形成一个如环无端的圆周循环。之前我也对你讲过,在古人看来,肺好像是可以鼓风的风箱一样,肺通过呼吸之气的开合出入,可以推动血液运行,正所谓"肺朝百脉"。这应该是手太阴肺经被作为十二经脉气血流注循环起始和终点的原因。也正因如此,中医脉诊所取的寸口,就是手太阴肺经的循行之处。

明代医家李时珍在其《本草纲目》中讲"气者,血之帅也",说的正是气对于血的统帅、推动作用。如果气虚了,推动作用减弱了,血液运行减缓,便会形成瘀血。瘀血的致病范围很广,诸如心绞痛、中风后遗症等,都与气虚后血液瘀阻脉络有密切的关系。因此,中医对此类疾病的治疗,要从气与血的关系出发,寻找血瘀的原因,补气和活血并举,而不是单纯的活血化瘀。清代医家王清任在所著《医林改错》中创造了不少活血化瘀的方子,其中的补阳还五汤，用了大量的黄芪，再搭配桃仁、红花、当归、赤芍等活血化瘀药，共同起到补气活血的治疗效果。中风后遗症的患者，常出现乏力、半身不遂、口眼歪斜等表现，中医常用补阳还五汤进行治疗。

清代医家唐容川《血证论》中讲："运血者即是气，守气者即是血。"气在推动血液运行的同时，血液也成为气的重要依附和载体。因此，大量出血时，气会随血液亡失于外。气对生命具有重要的推动、温煦作用，气随血亡，生命便走向衰竭。我们在看电影时，会经常碰到这样一个桥段：女主角受伤后流血不止，躺在男主角的怀抱中说："我好冷，抱我更紧一些。"看来，中医也可以给这个桥段合理的解释。对于这种大失血病人的治疗，既要止血，还要固摄住即将亡失的气。清代医家陈士铎讲："有形之血不能速生，无形之气所宜急固。""急固"二字，赶紧固摄住即将亡失的气，说的就是这个道理。

气与血都很重要，但相比较而言，古人似乎更看重气，因为，气是无形的，血是有形的，无形生有形，这是中国古代哲学基本的生成论模式。在古人眼中，气的有无，是生与死的界线。在这样的文化背景中，可以大补元气的人参成为凡人眼中的起死回生之药，价格昂贵。金庸的小说《天龙八部》中萧峰抱着身受重伤的阿紫，来到一家药店，恰好见到一个管家打扮的人匆匆奔进药店，叫道："快，快，要最好的老山人参。我家老太爷忽然中风，要断气了，要人参吊一吊性命。"萧峰听了"老山人参，吊一吊性命"这话，忽然想起，"一个人病重将要断气之时，如果喂他几口浓浓的参汤，往往便可吊住气息，多活得一时三刻"。爸爸曾经写过一本《〈红楼梦〉贾瑞之死与明清医学社会文化》的书，书中曾分析过《红楼梦》中的许多人为何要服用人参。等你长大了，不妨找来读读。

如前所说，气可以再分阴阳，即阳气与阴气。阳与阴，古人也似乎更偏重于阳。你看中国的地名中，带有"阳"的太多了，而"阴"则少得可怜。《黄帝内经》中讲："阳气者，若天与日，失其所，则折寿而不彰。"人的阳气，就好比是天上的太阳。万物生长靠太阳，人的生命也离不开阳气。明代医家张景岳进一步发挥这句话，他讲："天之大宝，只此一丸红日。人之大宝，只此一息真阳。"广州经常有阴雨连绵，数日不见太阳的季节，等到那种天气，你会很容易明白爸爸刚才所讲的话。据说贵阳的焦虑、抑郁发病率很高，这或许与贵阳多阴少阳的天气有关，难怪要以阳为贵。

生、长、壮、老、已，生命由盛转衰的过程，也是阳气从萌发到壮大再到衰退的过程。随着年龄的增长，我们的阳气慢慢减弱，所以老年人要比年轻人更容易怕冷。你小的时候，爷爷、奶奶、姥爷、姥姥总喜欢给你多穿一点，睡觉时多盖一点，怕你受凉，而你老是热得要命，自己脱衣服，蹬被子。那时候，你是不是有点觉得他们很唠叨很烦啊？现在，我把这个原因告诉你了，你是不是会更加感觉到原来他们是如此爱你！

是的，我们就是在成长中去理解老人。遗憾的是，等我们真正理解他们时，他们真的是老了，甚至是不在了……树欲静而风不止，子欲养而亲不待，人生的悲伤与遗憾因之而来。

爱你的爸爸

古籍

小安：

我最亲爱的女儿！

今天我要和你聊聊中医的古籍。古籍，从字面意思上来看，就是从古代流传下来的书籍。说到书籍，你首先想到的就是平常看的书：纸质，简体字，横排，左侧装订。但是，古籍就很不同了。在汉代造纸术发明之前，文字是刻画在甲骨、金石之上，或者是书写在竹简、木牍和丝织品上。纸的出现，提供了书写的便利，成为文字书写最重要的载体。文字可以用毛笔直接书写在纸上，在唐代有了雕版印刷术之后，则可以刻板印刷。

古籍在不同时期的装帧形式是不同的。一张张纸首尾相连，形成长长的卷子，敦煌藏经洞中有不少这样的卷子。我们今天所见的古籍，大多数是线装书。一个版面从中间也就是版心对折，有字的一面向外，便形成了正反两页。将所有对折后的书页按序集合在一起，版心对折处上下对齐，上下加封面、封底页，在左侧打眼穿纸钉，保证书页不移动，用刀裁齐，最后再穿线订书。这个过程说起来复杂，但只要你去博物馆或者图书馆见到一本古籍线装书，一下子就明白了。

纸张脆弱，潮湿发霉，遇火成灰，还有虫蛀，流传不易。我们国家历史悠久，战争自然也多，每遇战乱，书籍更是遭殃。浙江宁波有一著名的藏书楼，叫天一阁。天一生水，水能克火，取名如此，无非是讨个古籍防火的吉利。不过，天一阁虽未发生火灾，却被盗贼偷走了不少书。所以，不要小看我们今天能遇见的每一本古籍，它们能保存下来，实不容易，值得我们去珍惜和保护。

历史上中医古籍的量是很大的，但不是所有古籍都能幸运地流传至今天，许多已经亡佚了。薛清录主编的《中国中医古籍总目》共收录全国150个图书馆(博物馆)馆藏的1949年以前出版的中医古籍13455种。若按照每月1本古籍，一年12本古籍的阅读速度，100年也充其量才能读1200本，阅读量是很有限的。所以，爸爸只能选择不同历史时期比较有代表性的几本，简单介绍给你。即使这么简单的几本，你未必有精力或者有必要去读，但至少你知道中医发展的历史上曾经有这些耀眼的古籍。

我们首先从汉代说起。**汉代**可以说是中医的“经典时代”，因为被后人尊奉为经典的几本医籍，如《黄帝内经》《黄帝八十一难经》《神农本草经》和《伤寒杂病论》，它们的成书年代都是在汉代。

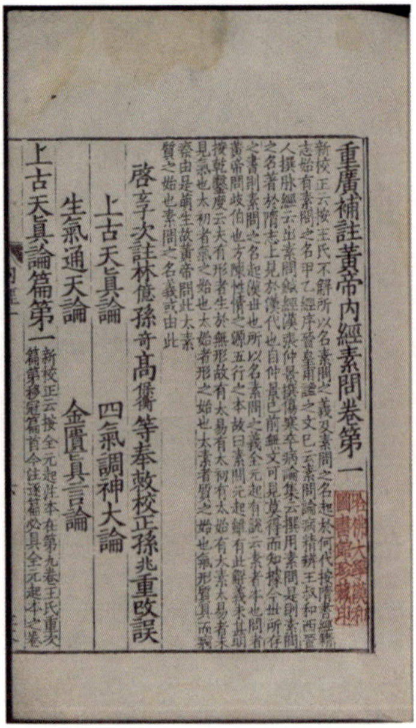
重廣補註黃帝內經素問卷第一
啓玄子次註林億孫奇高保衡等奉敕校正孫兆重改誤
上古天眞論 四氣調神大論
生氣通天論 金匱眞言論
上古天眞論篇第一

《黄帝内经素问》明代刊本书影

五代宋朝以后，随着雕版印刷术的盛行，普通人得以有机会接触到书籍，知识由社会精英的垄断向普通民众的广泛接受，既促进了知识的社会普及，也打破了社会阶层一成不变的固有秩序。由此可见，“知识改变命运”“知识就是力量”，并非空话。古籍在不同时期的形制有所差异，诸如版式、字体等多有不同。未来有机会去参观古籍展览，不妨看看它们在不同历史时期呈现的不同“相貌”，培养一下欣赏古籍之美的情趣。

《黄帝内经》托名黄帝，但实际成书于西汉末、东汉初。《汉书・艺文志》曾经记载了 7 部“医经”类文献，除了《黄帝内经》外，还有《黄帝外经》《扁鹊内经》《扁鹊外经》《白氏内经》《白氏外经》和《旁经》。内与外，并不是内科与外科的区别，内经是关键核心思想，外经则是内经思想之外的其他内容。遗憾的是，除了《黄帝内经》，其他的几部医经都已亡佚。如果细究的话，我们今天所见到的由《素问》和《灵枢》两部书所组成的《黄帝内经》，实际上并非《汉书·艺文志》所记载的《黄帝内经》。晋代医家皇甫谧认为《黄帝内经》是由《素问》和《灵枢》两部分构成的，后代医家沿袭其误，至今如此。这个问题的论证过程比较复杂，爸爸在《黄帝内经通识》一书中对此有详细讲解。《黄帝内经》的内容比较复杂，一篇之中往往涉及不同主题，同一主题又会散见于多篇，而且同一问题在不同篇章中甚至有不同答案。由此可见，《黄帝内经》并非是一个人的独立著作，而是有人将不同时期、不同医家的观点集合在了一起。

今天我们所谈论的中医基础理论，如阴阳五行、脏腑、经络、病因病机、治则治法等，在《黄帝内经》中皆已有明确和较为成熟的论述。而这些内容在《黄帝内经》之前的西汉早期医学文献中，如马王堆出土的医学文献，还比较简单和原始。因此，我们将《黄帝内经》作为中医基础理论的奠基之作。可以说，以《黄帝内经》为代表，中医理论的基本框架在汉代已成形。

《黄帝八十一难经》虽然同样是托名黄帝，但书中的许多内容与《黄帝内经》并不相同。所以,通常大家所认为的《难经》就是为了回答和阐释《黄帝内经》的81个疑难问题,这种说法并不准确。司马迁在《史记》中曾经高度评价名医扁鹊,称其为“方者宗”,是宗师级别的人物。《难经》虽托名黄帝,但整体上却是扁鹊学派的代表作。今天我们中医把脉的位置“寸口”,也就是桡骨茎突内侧桡动脉的搏动处,便是《难经》确立的诊脉“独取寸口”。《黄帝内经》中的诊脉是在头部、上肢、下肢,比较麻烦,《难经》独取寸口无疑更加便利,沿用至今。

《神农本草经》托名神农,因为古有“神农尝百草”的传说。本草,也就是中药,中医会使用植物、动物、矿物等各类中药,但草类居多,以草为本。《神农本草经》收载的中药并不多,共计365种,这个数字自然是为了与一年365天相对应。这些药物被分为上品、中品和下品三类,上品120种,无毒,主养生;中品120种,无毒或有毒,无毒养生,有毒治病;下药125种,有毒,主治病。但实际上,《神农本草经》认为无毒的药,比如一些矿物药,像“能化为汞”的朱砂,毒性反而比较大,《神农本草经》认为它们无毒,是受到了汉代道教方术文化的影响。草木易腐,金石难朽,所以会用金石来炼丹,以求长生不老。但服药求神仙,多为药所误，服用这些丹药，不但不会长生不老，反而会引起中毒，加速死亡。《神农本草经》这种分类方法，后世很少用，用得较多的是按照中药的自然属性进行分类，如金石、草、谷、菜、果、木等。

《伤寒杂病论》是东汉张仲景所著。张仲景在该书的自序中讲，他们家族的人本来很多，曾经两百余人，但是不到十年的时间，三分之二的人去世，而因为伤寒病逝的居然能达到70%，比例很高。这也说明，张仲景所面对的伤寒，并不是简单的感冒，应该是流感或者其他传染病。于是，张仲景勤求古训，博采众方，参考《素问》和《九卷》(即《灵枢》的早期异名传本)等古医籍，撰成《伤寒杂病论》。今天我们所见到的《伤寒杂病论》主要是经过宋代官方机构校正医书局整理过的版本，宋臣将其分为《伤寒论》和《金匮要略》。《伤寒论》主要是讲外感病的治疗，当时伤寒居多，所以用伤寒命名。要注意的是，张仲景所讲的伤寒，主要是呼吸系统的疾病，并不是西医所讲的伤寒，即由伤寒沙门菌引起的一种急性肠道传染病。西医有些病名，与中医古代病名相同，但要注意区分，很多并不是同一种疾病。“金匮要略”字面上来看是金柜中藏着的重要典籍，无非是渲染其价值而已。这本书主要是讲内伤杂病的治疗。外感与内伤，一从外感受，一从内萌生，是中医常用的宏观的疾病分类法。

《伤寒杂病论》在晋唐时期社会上的流传并不广泛，经过宋代校正医书局整理、刊行后，才得以广布于世。这是宋代以后，张仲景的"医圣"地位日渐凸显的重要原因。《伤寒杂病论》中记载的医方，被后世尊奉为"经方"。与之相对，后世不同历史时期医家的处方称为"时方"。后世医家对经方的应用，也突破了用治伤寒的局限，广泛应用于内、外、妇、儿等多科多病的治疗。这一点爸爸也深有感触，我出的门诊是疑难杂病门诊，我用的比较多的就是经方。前几年，新冠疫情期间，中医利用经方加减进行治疗，取得了不错的疗效，用实践证明了中医经典的魅力和价值。

晋唐时期的经典医籍也不少。例如，西晋时期王叔和所著《脉经》，把两手的寸、关、尺三脉分别与五脏六腑相对应，即左寸—心与小肠、左关—肝与胆、左尺—肾与膀胱、右寸—肺与大肠、右关—脾与胃、右尺—肾与膀胱，这是对《难经》诊脉独取寸口的进一步发展，今天中医临床脉诊仍然普遍应用此法。该书记载了 24 种基本脉象，也沿用至今。《脉经》除了讲脉学，还抄录保存了《伤寒论》和《金匮要略》的内容，对于两书的流传起到了关键性作用。

其他如西晋皇甫谧的《针灸甲乙经》、隋代巢元方的《诸病源候论》、唐代孙思邈《备急千金要方》《千金翼方》、唐代王焘《外台秘要》等，都是比较有名的。这些书里你可能听过的是孙思邈的《备急千金要方》。关于孙思邈的年龄，学界有不同观点，但超过百岁是肯定的。在人生七十古来稀的年代，如此长寿，足以说明孙思邈的不凡了。“备急”就是以备急时之用，不少中医古籍以此命名。例如，诺贝尔生理学或医学奖的获得者屠呦呦，当年在提取青蒿素时，曾给予其灵感的一本中医古籍便是东晋葛洪的《肘后备急方》。“千金要方”，并不是说方子太珍贵了，要用千金来购买，而是孙思邈认为“人命至重，有贵千金”，生命比千金更为贵重。《千金要方》不是只收载药方，还有“大医精诚”等篇章对医德规范做出了详细的阐发。比如，其中讲到“凡大医治病，必当安神定志，无欲无求，先发大慈恻隐之心，誓愿普救含灵之苦”，这真是大志和宏愿，远不止“救死扶伤”四个字，今天读来依然震撼。

离今天越近，留存下来的医书就相对越多，只能略挑几本讲给你听。宋代帝王对中医表现出浓厚的兴趣，前面提到过的宋仁宗年间官方成立的校正医书局，对中医古籍的保存和流传起到了极为重要的作用。我们刚刚讲过的那些经典医书,大多经过校正医书局的整理。宋代政府组织编撰的《太平圣惠方》《圣济总录》《太平惠民和剂局方》等,都颇具影响。例如,我们今天去药店随处可见的中成药逍遥丸配方(柴胡、白芍、当归、茯苓、白术、甘草、生姜、薄荷),便来自《太平惠民和剂局方》。上有所好、下有所效,宋代的重医之风促进了宋代医学的发展。我们的山东老乡成无已所著的《注解伤寒论》,是《伤寒论》现存最早的全文注释本。同样是山东老乡,钱乙的《小儿药证直诀》,被后人称为"幼科之鼻祖"。

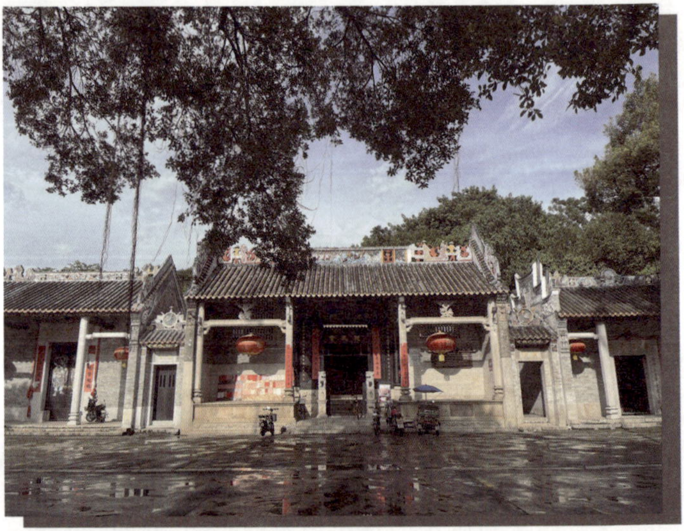

广州大学城南亭村的祠堂。你小时候,爸爸经常带你去玩。在我们山东老家,祠堂已经很少见。衣冠南渡,中国传统文化在广东反而留存得比较好。

金元时期，最有名的便是“金元四大家”，即刘完素、张子和、李杲和朱震亨。这四位医家，三位北方人、一位南方人。刘、李是河北人，张是河南人，朱是浙江人。朱震亨的时间最晚，且融合了刘、张、李三家之说。这正体现了中国文化与医学因战乱等原因由北方向南方的迁徙，正所谓“衣冠南渡”。李杲的老师是张元素，当时与刘完素齐名，那为何张元素未被列入金元四大家呢？这与元末明初著名的文学家宋濂有关，他在为朱震亨的《格致余论》一书作序时，称赞朱应当与刘、张、李三家“并传于世”。刘完素治病善用寒凉清火热，著有《素问玄机原病式》等；张子和擅长用汗、吐、下等方法来攻伐病邪，著有《儒门事亲》；李杲认为疾病的产生与脾胃虚弱关系最密切，著有《脾胃论》等；朱震亨则认为阴虚最易导致疾病，善用养阴之法，著有《格致余论》。

明清时期的医籍，我相信你肯定知道的就是李时珍的《本草纲目》。这本书是李时珍带领他的家人、学生，穷其一生之力编撰而成。遗憾的是，李时珍去世之前并未看到《本草纲目》的刊行。如此大部头的书，雕版印刷，耗资巨大，一人之力，谈何容易。《本草纲目》曾经流传到国外，达尔文曾提到过中国的一本百科全书，学者经过对比研究，发现正是《本草纲目》。但我要告诉你的是,从指导医生临床实践和书籍使用便利的角度来看,《本草纲目》这样大部头的本草著作在当时社会的影响有限,可能并没有缪希雍的《神农本草经疏》大。

除了《本草纲目》,你应该知道明清温病医家的著作。张仲景的《伤寒论》针对的主要是伤寒,面对温病自然有其短板,明清医家认为古方与今病不相宜,所以在前贤医家的基础上不断创新、发挥,构建了温病学说。其中最具代表性的,有明末清初的吴又可,以及清代温病四大家叶桂、薛雪、吴塘和王孟英。吴又可的著作是《温疫论》,疫便是传染病。正是对于疫病的切身感受和实地考察,让吴又可发现和掌握了疫病有别于普通外感的许多特点。叶桂的《温热论》、薛雪的《湿热论》、吴塘的《温病条辨》、王孟英的《温热经纬》,皆为中医治疗温病的经典医籍。书中的许多名方,诸如银翘散、桑菊饮等,依然是今天药店里的畅销中成药。

书太多,就简单聊这一丁点吧。如果将来你不学医,估计你不太会去翻看这些书,但至少从爸爸口中知道了中医的历史上曾经有这些伟大的医家和著作。而且,这些书中的经验、思想、方药,依然是今天中医临床的重要参考和指导,确有疗效。中医古籍并未束之高阁，成为可远观而不可使用的文物，它们依然是有生命的。这就是我们今天还在谈论中医古籍的原因。

如果你还有兴趣想找一本古籍来读读，爸爸建议你可以翻一翻《黄帝内经》中的《素问》，里面有不少充满生命哲理与智慧的内容。

总之，要多读书，让阅读成为一种优秀的习惯，伴你一生！

爱你的爸爸

医　家

小安：

我最亲爱的女儿！

今天我们来聊一聊医家，看看历史上从事中医工作的是一些怎样的人。

司马迁在其《史记》中为扁鹊和仓公（即淳于意）写了传记，开创了正史为医家列传的先河。扁鹊的老师叫长桑君，扁鹊与其交往十余年，长桑君才告诉扁鹊说自己有“禁方”，现在年事已高，“欲传与公，公毋泄”。仓公的老师是公乘阳庆，七十多岁了，膝下无子，才将其“禁方”传授给仓公。无论是私密不传的“禁方”，还是不要泄露给他人的传授禁忌，都为早期医家以及师徒之间的医学授受增添了神秘色彩。司马迁这样写，并非是为了故意营造神秘，而是突出医学知识与技艺传授的庄重和严肃。《黄帝内经》中讲：“余闻得其人不教，是谓失道，传非其人，慢泄天宝。"遇到可以传授的人才能传授,与司马迁所言是同样的道理。

小安,爸爸开篇便讲给你这个道理,是希望你明白,如果真心想学会和掌握一门学问的话,是需要认真付出的。从你的态度,到你的所言所作,都要让你的老师乐于将其毕生所学传授给你才行。只有明白,也许除了父母,这个世界上并没有人有义务要对你好,非要教会你什么东西,你才能摆正自己的位置,端正自己的学习态度。孔子说:"不愤不启,不悱不发。"老师要启发的是有自我学习动力的人。

除了正史为医家作传记之外,地方志等史书中也会为当地有名的医家作传。另外,古代还有专门的医家传记典籍,例如,唐代甘伯宗《名医传》、明代熊宗立《医学源流》和李濂《医史》、清代王宏翰《古今医史》等。从汉代一直到今天,两千余年,名医不胜枚举,自然无法一一去讲,我只能为这些医家做个简单的群体画像。

《黄帝内经》主要是以君臣问答的形式写作而成,基本上是黄帝问、大臣回答。大臣主要是岐伯,所以中医又称"岐黄"。岐伯之外,尚有雷公、鬼臾区、伯高、少俞、少师等其他大臣。对于同一问题,不同的大臣回答或许不同,这就说明不同的回答者代表了不同的医学流派。这些早期医者,被描绘为黄帝学习医学的启蒙老师形象,无非是为了提升医者地位和彰显医学理论重要性的需要。这种描绘,恰恰说明了当时的医者地位并不高。《伤寒杂病论》的作者张仲景,传闻做过长沙太守,但当时的史书并未记载。《脉经》的作者晋代医家王叔和,做过太医令。《外台秘要》的作者唐代王焘,曾经在当时的皇家图书馆弘文馆任职。在政府任职,才有机会接触到大量医书,这是汉唐时期许多中医古籍的作者有官员身份背景的重要原因。孙思邈虽非官员,但与当时的许多官员交往甚密,这或许为他编撰《千金方》提供了便利。宋代以后,雕版印刷术为书籍的刊印和流传提供了极大的便利,普通人接触到医书的可能性也大大超过从前,医书的编撰者也不再像从前那样具备官方身份背景才行。

好的医生应该是怎样的医生?孙思邈提出“大医”的概念。他的《备急千金要方》一书开始的两篇便是“大医习业”和“大医精诚”。“大医习业”讲的是要成为一名合格医生的话,要读哪些书,要有怎样的知识结构。在孙思邈看来,不只是要读医书,还要“涉猎群书”，读五经、读诸子、读老庄。切莫以为止步于此了，读书之外，甚至还要懂占卜相法、天文地理。这与《黄帝内经》提到的“览观杂学”是一个道理。成为一名大医实在是太难了！市井社会中的老百姓很难碰到这样的“大医”，所遇往往是普普通通的医生。这些普通医生读不了孙思邈所列的那些医书，而是读读《药性赋》《汤头歌诀》等中医入门通俗小书，甚至是不读书。他们的水平可想而知。清代医家吴瑭便曾批评过当时的许多医生不读古书，说他们“爱简便，畏繁重，喜浅近，惧深奥”，是医者的大病。

“大医精诚”之“精”是指专业技术要精，需要“博极医源，精勤不倦”。“诚”是指医德要高，孙思邈用了大量的篇幅，很具体、很细微地讲医德。比如，他强调面对患者，要“普同一等，皆如至亲之想”，把他们当作自己的亲人一样看待，不能因为患者的贵贱贫富、长幼美丑、关系亲疏、民族差异等而有所区别。医生还要有同情心，面对患者的痛苦，要感同身受，“见彼苦恼，若己有之，深心凄怆”。患者求医，医生不能以路途艰险崎岖、昼夜、寒暑、饥渴、疲劳等为借口推辞，要一心赴救。只有这样才可成为“苍生大医”。作为一名医生，自我能力、技术水平自然有高低之分，“大医习业”对普通医者也许显得很难，但高尚的医德却是可以追求达到的。低技术、无医德，是庸医；高技术、低医德，同样是庸医。

医学技术之外，对仁心医德的强调，逐步成为历代医家的共识和追求。例如，元代的戴良在评价元末明初医家项昕时曾说过：“医非仁爱不可托，非廉洁不可信。”好的医生的标准是什么？除了有精湛的医术，还要有高尚的医德。对于这一点，古今的认识一致。古人说，“医不三世，不服其药”，家里三代都是从医的医生，我们才敢信任他，说的是医生技术与家风、医风的传承。还有，“三折肱，知为良医”，断臂几次就知道如何医治了，说的是医生的经验积累。仁爱、廉洁，讲的是技术之外的医德。仁爱，是感同身受，是爱人如己。廉洁，是品行端正，是清白高洁。清风徐来，如沐春风，碰到这样的好医生，不用犹豫！

又如，清代医家喻昌在其《医门法律》探讨问病的方法时曾讲：“医，仁术也。仁人君子，必笃于情。”仁，是儒家的核心思想和价值观念。在喻昌看来，医生作为仁人君子，其重要的品格便是笃于情，即重情、厚情。喻昌说：“笃于情则视人犹己，问其所苦，自无不到之处。”医者有了这份笃情，才能视患者如己，才会对患者感同身受，这样去问诊，才能问得全面、细致和深入。天下缺的是有情人啊！

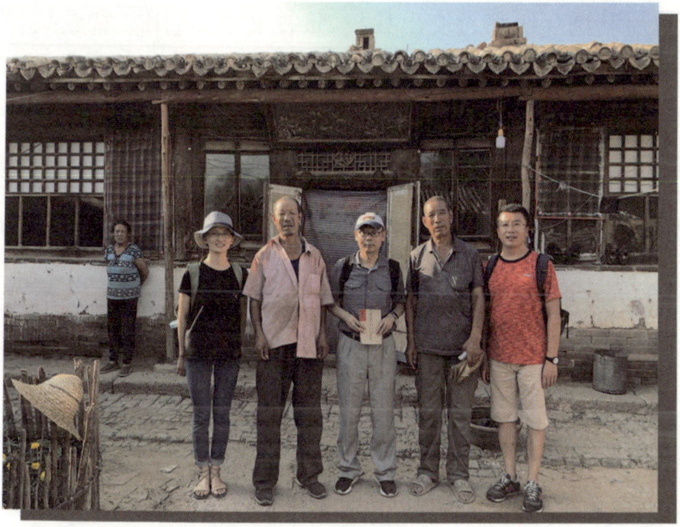

2018年夏，我在南开大学历史学院访学期间，与余新忠老师（左三）、汪燕平师妹（左一）赴山西广灵县调研清代民间中医处方。照片背景中房门正上方的木匾题字为“和缓奇术”。医和与医缓，是《左传》记载的古代名医。由此并结合调研可见，民间中医并非完全是不通书文的经验医生，他们中的不少有“儒医”的价值企慕与追求，也读过诸如《汤头歌诀》等许多中医通俗读本。

市井社会的普通医者，或许也有些无奈，不是他们自己不想读《黄帝内经》等中医经典医书，而是自己的知识水平实在有限，读不懂。所以，要成为孙思邈描述的“大医”，大医习业的前提是医者自身的知识素养不能差。

对于读书人,或者说对于知识分子而言,读医书并不存在阅读的障碍,俗语说,“秀才学医,笼中捉鸡”,正是此理。宋代赵匡胤,本是武将,兵变之后,黄袍加身,成为开国帝王。他杯酒释兵权,威逼利诱高级将领交出兵权,重视文治,重用文官领兵,当然是为了稳住自己的皇位和巩固统治。在这样的时代背景中,读书求功名之风颇为兴盛。政府职位有限,大量无法成为官员的士人只能另谋他路。传闻范仲淹曾经讲过:“不为良相,便为良医。”成为医生,便是不错的选择之一。这是宋代以后,“儒医”群体得以形成和壮大的重要原因。金元四大家中张从正的著作为《儒门事亲》,朱震亨的著作为《格致余论》,这些儒学色彩极为浓郁的书名出现在那个时代,正是文化背景使然。儒医的出现,大大提升了中医的理论水平。但是,过于片面强调医理,甚至是咬文嚼字,失于临证实践的弊端,也常有发生。另外,由赵匡胤开端,宋代的不少帝王都对医学表现出了浓厚的兴趣,由政府组织编写医书,成立专门的医书整理机构等,都大大促进了医学的发展。上有所好,下必甚焉,所以宋代不少文人官员曾经编撰过医书。例如,沈括撰有《良方》,苏轼撰有《苏学士方》,后人将其整合在一起名为《苏沈良方》。

儒医之外，尚有道医。俗语说“十道九医”，十位道士中，九位是中医。此言不虚，中医与道家（或者说道教）的许多理论是相通的，有共同的知识背景。例如，中医讲的养生，几乎都是道家的。历史上很多医家都崇尚道家，甚至是道教人士。整理《黄帝内经素问》的唐代医家王冰，号启玄子。玄之又玄，众妙之门，启玄子有典型的道家色彩。他整理《素问》时，对原书的篇章顺序进行了重新编次，将“上古天真论”移至首篇。“天真”是道家词汇，该篇讲的正是养生的内容。《黄帝内经》被道教也列为经典，收入《道藏》之中。又如，《肘后方》的作者葛洪、《本草经集注》的作者陶弘景，本来便是道教中宗师级别的人物。葛洪曾经在离广州不远的惠州罗浮山炼丹，可以去看看。

佛教自汉代便传入中国，以后有机会去河南洛阳游玩时，不妨去参观一下白马寺。白马寺始建于东汉，是佛教传入中国后兴建的第一座官办寺院。佛教虽非中国本土宗教，但对中国产生了深远影响。中国文化的包容性很强，同化能力也很大，佛教从印度传入中国后，形成了以禅宗为代表的中国本土化佛教，与儒、道一起成为了中国传统文化的主干。佛教思想对古代中医也产生了不小的影响。陶弘景虽是道教人士,但是他增补葛洪《肘后方》所成的《补阙肘后百一方》便有浓郁的佛教色彩。佛教认为,世界由地、水、风、火所构成,“四大皆空”便由此而来。四大中的一大出问题,会导致一百零一种病,正所谓“人用四大成身,一大辄有一百一病”。《备急千金要方》“大医精诚”中提到如何用药时,孙思邈倡导少用动物药,他说:“虽曰贱畜贵人,至于爱命,人畜一也”“夫杀生求生,去生更远。”这是很典型的佛教护生思想。清代医家章楠的著作名为《医门棒喝》,“棒喝”便是禅宗的词汇,促人醒悟之义。

近现代中医与古代中医就大不相同了。近代以来,西学东渐日盛,西方科技与文化的传入,改变了中国社会的传统样态。西医学的传入,也迫使传统中医必须面对西医,思考如何进行中西医汇通。因为只有与时代对话,与时俱进,发展中才能求生存。中医能流传至今,依靠的是应时而变,不断解决现实问题。透过近代不少医家的著作名称,例如唐容川的《中西汇通医经精义》、张锡纯的《医学衷中参西录》,我们便可了解他们折衷汇通中西医学的鲜明主张。在他们看来,中西医学各有特色和优势,比如中医注重对生命功能变化的观察,而西医注重解剖层面的观察，所以要扬长避短，汇通中西。但是，说起来容易，真正做起来很难。中西医学的理论体系原本就存在巨大的差异，汇通的选择点如何选择？汇通时如何保持中医自身的特色不丢失？都是难题。在实际汇通过程中，我们也的确发现了中医理论有西医化的倾向。西化后的中医，还能发挥自己的优势吗？这些至今都是有争论的话题。功过还是交给历史和后人评定吧。

如果你非要问我自己是什么态度，我作一个不太恰当的比喻：作为爸爸，我觉得你可以向优秀的人学习，但爸爸不希望你完全变成另外一个人，那样的话，你就不是爸爸心目中独一无二的小安了。

爱你的爸爸

养　生

小安：

我最亲爱的女儿！

我在读大学时，曾经有一位老师问我们："医学是干什么的？"大家几乎异口同声说："治病。"老师说，治病固然重要，但如果能够少生病、不生病，才是更高的目标和追求。正因如此，中医很注重养生，甚至把养生看得比治病更为重要。《黄帝内经》中讲"圣人不治已病治未病，不治已乱治未乱"，如果病已经形成再去寻求治疗，国家已经发生混乱再去治理，就好比是口渴了才去挖井，要打仗了才去铸造兵器，为时已晚。今天所见《黄帝内经·素问》的第一篇是"上古天真论"，讲的主要内容便是养生。

"养生"一词，首先见于《庄子·养生主》。"养生主"中讲了一则庖丁解牛的故事，你读中学语文时，应该会学到这篇文章。庖丁解牛的高妙之处，是很了解牛的解剖结构，刀才会在筋肉骨骼的缝隙中游刃有余。庄子借这则故事要告诉我们的便是道要顺从本性。养生也应当如此，要顺从生命的本性。关于道家，我们经常老庄并称，但老子与庄子还是有很大不同的。老子讲无为而无不为，谈论柔弱如何胜刚强。道家从中看到了自然、顺从、本性，法家则从中体会到了谋略、驭人、权术。古代帝王多是外儒内道，对民众百姓注重儒家教化和礼治，为的是秩序的确立，自己崇尚道家，更多则是驭人之术的考量。庄子与老子不同，更加逍遥、自在。养生追求的正是天人相应、万物合一下，生命的逍遥、自在和超脱。

养生，顾名思义，就是保养生命。针对的是整个生命，而不是简单的身躯。所以，不要以为在健身房形塑一下肌肉就是养生了，中医的养生是全方位的。《黄帝内经·素问》“上古天真论”开篇就讲道“上古之人，其知道者，法于阴阳，和于术数，食饮有节，起居有常，不妄作劳，故能形与神俱，而尽终其天年，度百岁乃去”。在讲日常饮食、起居等具体的养生措施之前，首先强调的是更宏大的天人合一观念，即“法于阴阳，和于术数”。

阴阳是古人认知世界最常用的二分法模型，也就是把世界分为对立统一的两部分。天与地、日与月、水与火、男与女、上与下、左与右、寒与热……,对立是为了制约,制约是为了平衡,而不是矛与盾势不两立。《国语》中讲:“以他平他,谓之和。”和是中国文化的核心思想之一,事物互相制约基础上形成的平衡才是和,两个事物完全一样并不是和,更何况这个世界上鲜有完全一样的事物。用阴阳的视野来看我们周边的宇宙时空变化:一年四季,春夏为阳,秋冬为阴;一天也可以分阴阳,昼为阳,夜为阴。日出而作,日落而息,春夏养阳,秋冬养阴。生命只有首先合乎这些大原则,才能养生。看似简单,做起来并不容易。经常熬夜,甚至是昼夜颠倒,一边透支身体,一边寻求医药调理,这不是养生。

春夏为阳,秋冬为阴,气候冷热,树木荣枯,是很容易感知到的季节变化。你可能会有疑问,春夏相比于秋冬,已经比较温热了,为何还要养阳呢,会不会火上浇油?同样的道理,秋冬养阴,会不会雪上加霜?事实并非如此,春夏之时,自然界的阳气生发,我们的生命也要与之协调,要保养好阳气,不能因为天气温热就偏嗜寒凉。整天待在空调房里,贪食冷饮,皆是大忌。同样,秋冬之时,当然要注意保暖,但不能过于温补,热能耗阴,也不利于养生。

术数，或者说数术，是古人关于宇宙时空的学问。与之对应，关于生命的学问，古人称之为方技，是“生生之具”，也就是护佑生命的学问。天人相应，在古人看来，人的生命是与外在宇宙相类似的“小宇宙”，所以常将术数与方技并称为方术之学。一年四季，二十四节气，七十二候，三百六十日，数字的变化中蕴含了天地自然的变化，生命应当应时而变，顺时养生。《黄帝内经》中讲：“夫四时阴阳者，万物之根本也。所以圣人春夏养阳，秋冬养阴，以从其根，故与万物沉浮于生长之门。逆其根，则伐其本，坏其真矣。”人与万物生长于自然之中，不要小看春夏秋冬四时的变化，这是我们首先要遵从的根本。根本一旦破坏，皮之不存毛将焉附？遗憾的是，我们今天很多人虽然关注养生，但大多停留在“吃什么来养生”的低级层面。

《黄帝内经》说“上古”时期的人懂得养生的智慧，这是因为，在道家看来，小国寡民未必都是坏事，社会的发展并不一定能带来人们智慧的增长，技术的进步在带来便利的同时，也助长了人类的自大、狂妄和烦恼。科技越进步，我们越容易产生人定胜天和无所不能的妄想。妄想一来，什么自然、宇宙、时空、养生……统统都抛之脑后了。每年换季的时候，我经常会想，天地真是不得了,来点变化,我们就得跟着增减衣服。我们用暖气、空调,费老大劲儿才带来的一点变化,在老天那里是分分秒秒就可以实现的。沧海桑田,人何其渺小!我这样讲,不是自卑,更不是说要躺平、毫不作为,而是说,面对天地,要有敬畏之心。“人与自然和谐相处”,这句话不应是我们高高在上来讲的一句话。

总之,中医养生的智慧是天人合一思想观念指导下的大智慧,而且,这些大智慧并不是虚幻的、不可触及的,而是渗透在中国老百姓衣食住行、柴米油盐茶的日常生活中。在我们老家山东,冬天要睡火炕。在你生活的广州,夏天要经常喝祛湿的靓汤。东北寒冷,西南湿热,地势气候使然。寒冷的东北可以长出温补阳气的人参,潮湿的岭南街头可见清热除湿的木棉花,这是天地造物的巧妙,也是中医物尽其用的古老生活智慧。

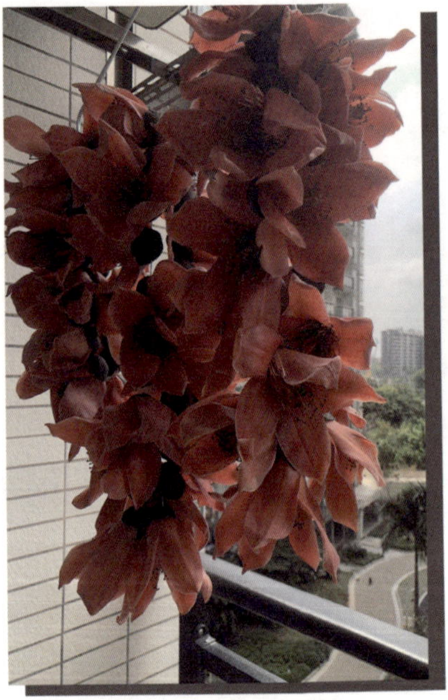

木棉花开,爷爷奶奶捡回来晾晒,与猪骨一起煲汤,清热祛湿。

从这里也可以看到，养生所讲的顺从生命的本性，并不是为所欲为，而是与天地自然万物和谐共处，和合相应的前提下，依从生命的本性来养生。关于人的本性，荀子认为性本恶，孟子以为性本善。这是宏大的哲学命题，爸爸不和你讨论这个。但我觉得就生活而言，人的本性是喜欢安逸的、慵懒的、舒适的，而不愿有约束的。比如说，我们喜欢赖床，好逸恶劳，贪食甜食厚味，这是本性。但养生不是依从这个本性。《黄帝内经》让我们按照四季阴阳的变化来调整作息，例如，夏天天亮得早、黑得晚，需要早起晚卧；冬天天亮得晚、黑得早，就要早卧晚起。《黄帝内经》也有大量论述告诉我们应该如何饮食，例如，过食厚腻之味容易导致疔疮；五味酸苦甘辛咸，有所偏嗜，会损及相关的脏腑，所以要“谨和五味”。

你的幼儿园就在爸爸工作的广州中医药大学，你们的课程就有不少中医特色。不知你还记得吗？有次你放学回家，对我说了句“五谷为养”，还缠着我问《黄帝内经》是什么书。想必这是老师为了让你们好好吃饭，才告诉你们《黄帝内经》里的话吧。原文是这样的：“毒药攻邪，五谷为养，五果为助，五畜为益，五菜为充，气味合而服之，以补精益气。”（《黄帝内经素问 · 脏气法时论篇第二十二》）相比于五谷、水果、蔬菜，药物不是用来养生的，而是治病的，自然没有那么平和，甚至是有毒的，所以说“毒药攻邪”。日常饮食，需要谷、果、畜、菜的搭配，合而服之，无所偏嗜。同样，说起来容易，做起来难。跟你一样，大部分人爱吃肉胜过吃菜，不爱吃五谷杂粮，水果也吃得很少。肚子饿的时候，我们脑子里会闪过许多好吃的东西，馋得流口水。你不妨想想看，这里面大概率是一些肉类等厚腻之味，而不是蔬菜水果。印记在人类记忆里的就是这样一些食物，但这样并不养生，养生依从的是本性吗？本性也许不都是好的，养生有时是需要“自找苦吃”的。

民以食为天。生活条件不好时，想的是怎么填饱肚子，如何活下来。生活越来越好以后，欲望就会跟着增多，恨不得天上飞的、地上跑的都要吃个遍。吃到这些别人吃不到的“稀罕”物，就能养生吗？当然不是。生活还是要回到普通的谷、果、畜、菜。

在中医看来，无论是中药还是食物，其作用无非是补与攻两端。补，就是扶正补虚；攻，就是攻邪祛病。补与攻，本无所谓好坏，关键是看身体的需要。人参是补气的良药，但身体不虚的话，滥用人参就是“毒药”。大黄虽是攻伐泻下之药，若身体有病邪需要攻下的话，大黄就是“圣药”。尽管如此，老百姓整体还是爱补恶攻的，尤其是喜欢温补。《红楼梦》里滥用人参温补的就不少，将来长大了你可以读读爸爸写的《〈红楼梦〉贾瑞之死与明清医学社会文化》。有时打开电视，铺天盖地的卖保健品的广告，抓住的正是老百姓恐惧虚弱和补虚的心理诉求。所以，一定要扭转养生就是补虚的错误认识，千万不要觉得吃人参、冬虫夏草、海参、鲍鱼、燕窝……才是养生。养生不是富人的专属，看看《黄帝内经》的表述就明白了。

宋代蒲虔贯《保生要录》中讲：“凡食热胜冷，少胜多，熟胜生，淡胜咸。”药食同源，食物也有寒热温凉之性。饮食之道以求中和为宜。寒易伤阳，热易耗阴。偏嗜寒热，皆是饮食大忌。在我看来，“热胜冷”也要斟酌，冷热得当才是最好，温不过于热，凉不过于寒，温凉搭配为宜。过犹不及，食多损害脾胃，影响运化。炮生为熟，令人无腹疾。将生变熟，不仅仅是人与动物的区别之 ，还是减少消化系统疾病和传染病等疾病的重要保障。五味不可偏，不能过，不只是不能过咸，酸、苦、甘、辛同样如此。人间至味是清欢！

中医养生的具体方法很多，但遵循的大原则无非就是《黄帝内经》所讲的饮食有节制、起居要规律、劳逸需结合。例如，《黄帝内经》中讲："久视伤血，久卧伤气，久坐伤肉，久立伤骨，久行伤筋。"中国文化追求中和，生命的理想状态也是中和。五个"久"字，动静失宜，不中不和。肝藏血，开窍于目，故久视伤血。脾主运化为气血之源，主四肢肌肉，久卧、久坐四肢不得动，脾失健运，故伤气伤肉。古人也许想不到，今天的人们玩手机，可谓是久视、久卧、久坐的三结合。肾主骨，肝主筋，久立伤骨，久行伤筋，仅仅是外象，伤肝肾才是内耗。

大道至简，养生的困难不在于理解这些道理，而是知行合一，要去做才行。《黄帝内经》中讲："道者，圣人行之，愚者佩之。"圣人是知晓了道理后去践行，而愚者只不过是口头上佩服赞叹一番这些道理，转头就忘记了，一切照旧。你说成为圣人容不容易？很简单，却又很难！我们大部分人都是不善于改变和行动的愚者。

中医养生的方法中，导引是比较有特色的。你读幼儿园时，老师每天早上教你们练习八段锦。我还清楚地记得你回家第一次练给我看时，全家大人吃惊的表情。一个才四岁的小不点儿，练习古老的导引术，是多么可爱！早在长沙马王堆汉墓中，就已经有导引图了。导引的许多动作是模仿熊、鸟等动物的动作，我因此将其称为仿生术式。达尔文的生物进化论揭示了动物由低级向高级的发展，人作为万物之灵，有明显优于动物的进化特征，比如直立行走，解放了双手，可以从事更为精细的活动，制造复杂的工具，世界因之改变。但是，进化的过程也有弊端，直立行走后脊柱的负重明显增加。所以，我觉得导引对动物爬行、俯仰等动作的模仿，正是为了弥补人类进化中的这些缺陷。

养生要达到的目的，正如《黄帝内经》所言，“形与神俱，而尽终其天年”。生命是形神合一的整体，养生不只是锻炼筋肉骨骼等形体，养神也极为重要，心理健康不能落下。明代医家龚廷贤《寿世保元》中讲：“读书悦心，山林逸兴，可以延年。”所谓“保温杯里泡枸杞”，今天好多人养生存在误区，认为养生就是补虚，想的都是吃喝的问题。其实，养生除了养我们的形体，还要养我们的精神。形神共养，形神和谐，形与神俱，才是中医养生追求的最高目标。读书、山林，给我们的心神以安逸，闹中取静，乱中寻安，正是养神延年。

这是一个“内卷”的时代，你未来成长路上的压力会比爸爸这代人更大。看着还是小朋友的你们，背着大大的书包，周末还要上各种“兴趣班”。那些所谓的“兴趣班”,真的是依从你的兴趣吗,还仅仅是父母的兴趣?还好,你从小喜欢涂鸦,我们就顺势报了一个美术班,画画反倒成了你渴望周末的重要原因。总之,社会压力虽越来越大,但我们要慢慢去发现可以让自己放松的方式,做一个快乐、自在的人。

人人都渴望长命百岁,但每个人都有自己天赋的寿限,这便是“天年”。养生不是要突破生命不可能逾越的上限,医学的目的也不是长生不老,而是让我们在“天年”的范围内,善始善终,活得有质量,活得有尊严。有的人的天年是百岁,有的人的天年或许是七十岁,甚至更短。我们需要的是在有限的生命里,可以健健康康、快快乐乐,而不是在无尽的病痛里度日如年。

关于养生,我要告诉你的便是——让生命更加美好!正如你的名字,平平安安!

爱你的爸爸

疾　病

小安：

我最亲爱的女儿！

刚讲完的养生，是关于不生病的智慧。今天接着对你讲讲疾病。疾病非我所愿，但却不可避免，生、老、病、死可以说是我们常人一生的简短概括。

什么是疾病？身体不适、难受、痛苦……，总之，是生命原本的正常和谐状态被打破之后的非正常状态。疾病的种类很多，国际上有统一的疾病分类方法（International classification of diseases，简称 ICD），可以将我们的身体不适对号入座。但是，我们许多的身体不适，现有的西医诊断技术方法并未检查出指标的异常，自然也就无法成为疾病，在 ICD 中也无法对号入座。你看我们的诊断和技术是不是有些霸道？我身体明明不舒服，你却说我没病。我是否有病，话语权和决定权居然不在我自己手中。所以,我们一般会觉得生病是一件很私人化的事情,但仔细想想看,何为疾病,却是一件很复杂的事,是在政治、文化、技术等各种因素综合建构之下才形成的。

面对生命,中西医学无论是观察的角度,还是关注的焦点,都存在不小的差异,中医更倾向于从整体的角度去理解生命的变化。面对疾病,人们常说,西医关注的是病,而中医关注的是生病的人。虽然说得有些绝对和片面,西医不可能不关注患者,但是中医的确是很关注疾病因为患者不同而呈现的差异,进而制定较为个性化的治疗方案。比如说,同样是感冒,老人、孩子和青壮年体质不同,中医可能会开出不同的处方,但是西医用药往往相同。爸爸在门诊时经常会有一家人都来找我看病,例如,夫妻俩同样是失眠,西医是同样的安眠药,我开出的则是完全不同的中药处方。虽然是同一屋檐下的夫妻,但性格不同、喜好有别、体质有异,尽管表现出同样的失眠症状,但症状背后的原因不同,处方自然就要有差异。

对于这一点,《黄帝内经》中有很形象的描述。黄帝问:“为什么同样受风,同时得病,却病不相同呢?”黄帝的大臣少俞没有直接正面回答问题,而是以树木为喻,进行了分析。他说:“树木的材质有坚脆之别，坚硬的树木，刀斧不易砍伐。另外，花叶早发的树木，早春一旦遇到寒霜烈风等气候变化，则花落叶萎；质脆皮薄的树木，一旦烈日久晒和遭遇大旱，则枝枯叶萎；皮薄而质多水的树木，若逢阴雨连绵，则树皮溃烂；刚脆的树木，遇狂风易折断，遇秋霜疾风则根摇叶落。”言外之意，人的体质不同，感受风邪后，自然会呈现出不同的表现。

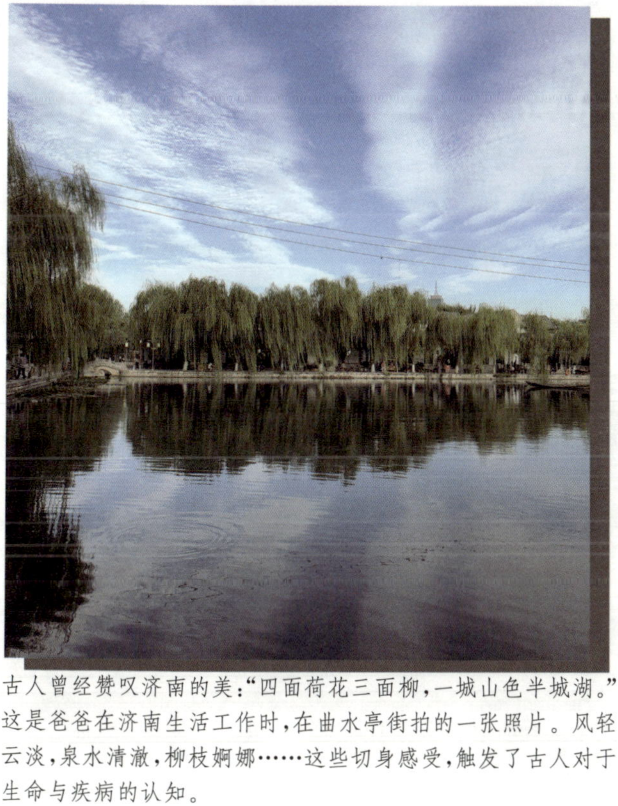

古人曾经赞叹济南的美：“四面荷花三面柳，一城山色半城湖。”这是爸爸在济南生活工作时，在曲水亭街拍的一张照片。风轻云淡，泉水清澈，柳枝婀娜……这些切身感受，触发了古人对于生命与疾病的认知。

中医对疾病的许多认识,就是这样从日常观察和体验而来,很生活化,也很接地气。不要小瞧生活和体验,这是我们认知天地与自我的最基本方式。更不要试图用数据、指标等所谓客观的东西,来贬低主观感受。斗转星移,四季轮回,气候有别,我们能感受到风、寒、暑、湿、燥、火,这便是六气。六气本是六种正常的自然界气候变化,但一旦气候恶劣,若过冷过热,或者非其时而有其气,如冬季当冷反热,那么六气便成为致病的"六淫"。淫,便是过度之义。语文课上会讲到范仲淹的《岳阳楼记》,其中有"淫雨霏霏"之句。

我们还能直接感受到自身的变化,世事难料,悲欢离合,因而有怒、喜、思、悲、恐、惊、忧七情的变化。若七情有度,会调节,会排解,便不会生病。但七情过度,便会致病。清代梁章钜《退庵随笔》中讲:"人但知过怒、过哀足以害性,而不知过喜、过乐亦足以伤生。"世事纷扰,人生起伏,喜怒哀乐,在所难免。不允许我们自己有喜怒哀乐,那不是养生,而是不近人情。养生的关键是要做到七情有度。过怒、过哀、过喜、过乐,皆是情志太过。中医将七情与五脏相对应,肝主怒,心主喜,脾主思,肺主悲、忧,肾主恐、惊,七情太过可损及五脏。《黄帝内经》认为"百病生于气”，而七情过度可直接影响气机，怒则气上，喜则气缓，思则气结，悲则气消，恐则气下，惊则气乱。尽管我们期盼生活多些喜乐，但乐极生悲的何止世事，还有我们自己的身体。人生苦短，不妨偷偷地小乐一下吧！

六淫与七情，也因之成为疾病最常见的原因，所以《黄帝内经》才会讲：“夫百病之所始生者，必起于燥湿寒暑风雨，阴阳喜怒，饮食居处。”六淫是由外而感受，七情则是内伤，内与外是中医区别病因类型的基本方法。张仲景说：“千般疢难，不越三条。”宋代医家陈言的著作名为《三因极一病证方论》。疾病千变万化，但是病因可以分为三种，除了内因与外因，还有不好区分内外的“不内外因”，比如金刃、虫兽所伤等。

中医对疾病的认识有一个从上述主观感受体验加以抽象化的过程。比如，夏天的炎热让我们明显体验到了火的特征，那么当我们身体功能失常，出现发热、口干、口渴、烦躁等一系列具有火热特征的症状表现时，就自然会将其归咎于“火”。只不过，这个“火”并不是自然界气候的火，而是可以用来解释身体出现上述症状的“内火”。你从爸妈和爷爷奶奶口中听说的“上火”，就是属于这样的“内火”，而不是说你真的被外界的火给灼伤了。

同样的道理,当我们的身体出现畏寒怕冷、喜暖喜热等表现时,会将其与“寒”相对应。

你从小生活在广州,对“回南天”的潮湿有切身的感受,不清爽、黏腻、困闷……有了这样的气候感受,你很容易明白,当我们脾胃虚弱,出现头身困重、大便黏腻、舌苔白厚腻、舌头胖大等表现时,中医会认为是湿盛。这个“湿”也不是外界气候的湿,而是“内湿”。与之类似,我们山东老家,秋季干燥,会觉得皮肤干,甚至脱屑,咽干口燥,所以当津血亏虚出现脱皮、脱屑、口干、咽干、舌红少苔等表现时,会认为是内燥。上面举了不少例子,可以很清楚地看到中医基于生活体验建立起来的病因理论,简单来说,就是从具象向抽象的转变。

《黄帝内经》中黄帝曾经问岐伯:“治病怎样才能达到效如桴鼓的疗效呢?”岐伯回答要“审察病机”。“机”的繁体字写作“機”,《说文解字》解释:“主发谓之機。”弩可以发射的关键是扣动弩机。由此来看,“病机”也就是“病之机”,是了解疾病得以形成的关键点。黄帝接着问,那病机具体是什么呢?岐伯一口气回答了 19 条。岐伯的回答全部是以“诸……,皆属于……”的形式,也就是说,只要遇到了哪些病症表现,就可以将其归属于某一发病关键点。例如，“诸躁狂越，皆属于火”，烦躁不安、发狂不宁这些表现，发病的关键是火。

岐伯的回答，其实还缺少了中间一环，扣动弩机后，箭得以发射的工作原理，也就是“病之机”如何引致了疾病的那些症状表现。好比你做数学题时，在给出答案之前，还得有具体的解题步骤才行。解数学题，你需要各种公式和演算。解释疾病也同样如此。爸爸之前讲给你的阴阳、五行、脏腑、气血等等，便是中医所依赖的演算工具。仍以“诸燥狂越，皆属于火”为例，我们可以解题如下：心为君主之官，主神明，心在五行与火相对应，火扰心神，故烦躁不安，发狂不宁。又如“诸湿肿满，皆属于脾”，解题如下：脾主运化，脾气虚弱，无力运化水湿，水湿内停，从而出现水肿胀满。

《黄帝内经》在讲完以上病机 19 条后，接着讲治病就要“谨守病机”，最终达到“致和平”的治疗目的。从“和平”二字可以看出，疾病就是生命的不和平状态。今天我们经常讲世界和平、天下和平，没有冲突，没有混乱，这便是和平。生命也是如此，阴阳平衡，气血调和，便是和平。无论是从外感受病邪，还是内在的脏腑功能失调，原本的平衡被打破了，疾病便形成了。大道至简,要言不烦,中医解释疾病所使用的诸多理论模型,如阴阳、表里、寒热、虚实、气血、脏腑、经络等,无非是用来阐释不和平而已。例如,阴阳不和平,就会有阴盛、阳盛、阴虚、阳虚等病机;气血不和平,就会有气虚、气郁、血虚、血瘀等多种病机。

脏腑彼此间的不和平,中医主要用五行模型来解释。五行之木、火、土、金、水,彼此间存在相生相克关系。木生火、火生土、土生金、金生水、水生木,木克土、土克水、水克火、火克金、金克木。这是并不复杂的基于日常生活观察而来的推演。生是促进,克是制约。事物的发展除了促进之外,还需要制约,人生的成长也是如此。所以,五行的相克并非坏事。正常的生克关系一旦被破坏,便形成了不和平的状态。例如,克制过度,怒伤肝,导致肝木过度克伐脾土,进而影响饮食运化,生气后胃胀不舒的原因就是如此。又如,反向克制,正常情况是金克木,但是肝火旺盛可以导致肺失宣降而咳嗽,便是木火刑金。

同一个人,同样的身体不适,不同的医学会给予不同的解释。解释的差异,源于不同医学有不同的理论、不同的解释模型。中医所使用的解释方法,就大致如我以上所讲,侧重于传统文化思想的使用,阴阳五行就是极为典型的例子。而西医则大不相同，西医的发展与现代科学技术的飞速发展密切相关，速度很快。我们今天去医院做的许多检查，实际上是物理学、化学的方法在医学领域的应用。西医有它一套完整的生理、病理理论，用来解释疾病的原因和形成发展变化，比较聚焦微观，现代科技的色彩一目了然。这便与聚焦整体宏观、传统文化色彩浓郁的中医，形成了鲜明的对比。两者无所谓高下，各有利弊。苏东坡说："横看成岭侧成峰，远近高低各不同。"不同的视角，所观察到的景观自然不同。面对复杂的疾病，无论是中医还是西医，认识依然很有限，中医、西医仅仅是各自从不同角度对疾病做了一些局部解释而已。不贬低彼此，发挥自己优势的同时，更要清醒认识到自己的短板和不足，应当是最基本的态度。

疾病太复杂了，不只是中医、西医等不同医学有不同的认识、不同的解读、不同的治疗，不同的中医医家面对疾病的着眼点不同，也常有不同的认识，形成了医家个性特色明显的学说以及不同的医学流派。比如，有的擅长温补，有的偏于养阴，温补学派、养阴学派对明清社会的影响不小。西医也同样如此，翻看一下西医的教科书，大部分疾病都对应着多种可能的发病机制。之所以如此，很大程度上是因为我们对疾病的认识很有限，只能用多种理论来试图解释疾病的成因与表现。好比是登山,从山脚直通顶峰的最便捷的道路尚未找到,大家依然在各自弯曲的登山路上不懈努力。

最后要告诉你的是,疾病虽然非我所愿,也不可避免,但人往往是在身患疾病时才去思考健康、人生、亲情这些重要话题。塞翁失马焉知非福,福祸相依,从这个角度看,疾病也并非完全是坏事,要坦然面对,更要思考疾病之后的人生之路。

爱你的爸爸

四　诊

小安：

我最亲爱的女儿！

还记得你小时候看到爸爸给奶奶摸脉、看舌头时，你嚷着也要我给你把把脉、看看舌吗？当时我有点敷衍你，花了很短的时间应付一下，你不依，还要求我花给奶奶一样多的时间才可以。真是个可爱的小人精！

与西医使用各种仪器设备进行检查不同，中医的四诊望、闻、问、切，更依赖医生本人的感触和理解。可以说，中医四诊调动的是医生的眼、耳、鼻、舌、身、意，对医生提出了更高的要求。四诊过程中，医生倾听患者的痛苦，脉诊时与患者的肢体接触，拉近了与患者的距离，增添了医学的温度，这是中医四诊自然而然的人文关怀。中医的医患关系普遍不错，我想这是一个重要的原因。好多人到医院就诊时，会有些不愉快的经验,老觉得医生对自己的痛苦不能感同身受,自己还没诉说完呢,医生已经开出一堆检查单了。等检查结果出来,医生看上几眼,就开出药来了。患者会觉得自己的地位与医生是不对等的,医生是高高在上的主体,自己则是被动的客体。患者也会觉得医生是冷漠的,不能与自己共情。因此,我们开始反思如何提升医生对于患者的共情能力,能够将医患间原来主体与客体关系转变为更为平等的、主体与主体间的关系。有意思的是,在反思的过程中,我们发现传统中医中有很多有温度、有情感的、可以值得学习借鉴的闪光点,可以成为现代医学的重要启迪。

称呼四诊的习惯顺序为望、闻、问、切,也很值得揣摩。司马迁在《史记》中讲过扁鹊诊治虢国太子和望齐桓侯的故事,张仲景在《伤寒论》的自序中还感叹扁鹊望诊的功夫,说他每次读到扁鹊的故事,都会“慨然叹其才秀”。闻,耳听便是闻,听患者之声。问,详细询问患者的相关疾病信息。《难经》中讲:“望而知之谓之神,闻而知之谓之圣,问而知之谓之工,切脉而知之谓之巧。”通过望、闻便能掌握患者的疾病信息,的确不是一般医生所能达到的,所以称其为神、圣。不要小瞧了“工”,问诊是临床医生的基本功，特别是对于刚步入医生职业生涯的新人而言，既条理又全面地通过问诊掌握患者的疾病信息，尤为重要。今天被许多人神话的切脉，并没有排在首位。《黄帝内经》就鲜明地批判过单凭脉诊来诊断的孟浪之举，“诊病不问其始，忧患饮食之失节，起居之过度，或伤于毒，不先言此，卒持寸口，何病能中”。面对患者，都还没有先去详细问一下是如何得病的，是否有过情志、饮食、起居不当的经历，是否感受过病邪，就直接去切脉，如此怎能诊断清楚呢？至于《西游记》等小说中的悬丝诊脉，更是不靠谱。但是，老百姓不明白这个道理。爸爸在门诊上就遇见过不少这样的病人，来看病时一句话都不说，问他哪里不舒服啊，他会说“你摸摸脉不就什么都知道了？”中医切莫故弄玄虚，也不要迎合一小部分人的心理。民众不了解，我们就要做好中医科普。

望诊，既包括对患者整体形神的观察，也包括对面色、眼、耳、鼻、舌等身体局部的观察。形体的高矮胖瘦，活动是否自如，精神是神采奕奕，还是郁郁寡欢，或神情亢奋，一望便知，这观察的是患者的大势。望局部，无非是一叶落而知天下秋的逻辑。比如，面色、舌色的红与白，可以帮助我们判断寒与热。舌头是否胖大、舌苔的薄厚与燥腻,可以帮助判断湿的有无。望诊对于儿科疾病的诊断特别重要,因为小朋友不会像大人那样诉说自己的病情,往往是看到医生后哭闹不停,古代因此又称儿科为“哑科”。所以,古人特别发明了观察小儿食指指纹等有别于成人的望诊方法。你应该记得你小时候,爸爸会用大拇指轻轻推按你的食指,观察你食指的浅表静脉。通过静脉颜色、形状等变化,判断你是否生病了。

言为心之声,心主神明,清晰的语言表达是心神正常的标志。中医认为心开窍于舌,心与舌得以发生关联,语言表达应该是重要的因素。心火亢盛、痰蒙心窍等等,心神被扰乱,均会出现言语的失常。语声高亢,言语错乱,责骂他人,偏于实;而语声低微,语言重复,断断续续,则偏于虚。当然了,语言失常并不局限于心。感冒的时候,我们的声音也会改变。肝主疏泄,与我们的情绪密切相关,肝失疏泄,影响了我们的情绪,焦虑、抑郁的状态下,我们的语言也会变化。这是并不复杂的道理。我们一旦患病,整体的言语、行为或多或少会有些变化,高明的医生就要善于观察这些变化。

问诊是了解病患信息最直接的方式,问得全不全面直接影响获取信息的多少。我们医学生实习刚接触患者时，最容易出的问题是，问得颠三倒四、不够全面。古人应该也碰到了这样的问题，所以才会编出“十问歌”这样的歌诀，以便于按顺序、全面地进行问诊。清代医家陈修园《医学实在易》中收录的问诊诗为：“一问寒热二问汗，三问头身四问便。五问饮食六问胸，七聋八渴俱当辨。九问旧病十问因，再兼服药参机变。妇人尤必问经期，迟速闭崩皆可见。再添片语告儿科，天花麻疹全占验。”除了详细询问患者的身体不适外，还要了解既往病史和此次发病的详细经过与治疗情况。女性还要询问月经周期是否规律，月经的量、色、质等情况。天花、麻疹等传染病，在古代是导致儿童死亡的重要原因，而且发病开始出现的发热、头痛等症状，容易与普通的感冒相混淆，所以特别提醒要注意鉴别。天花是个古老的传染病，致死率很高。古代中医虽然不懂免疫学，但是在同气相求、以毒攻毒等古老的思维理念指导下，发明了人痘接种术，用于预防天花。比如，将天花患者穿过的衣服穿在自己身上，或者是将痘疮浆液用棉花蘸取后放入鼻中，也可以将痘痂研末吹入鼻中。从免疫学的角度来看，古人所用的方法实际上就是让正常人接触少量天花病毒后，身体产生天花病毒的抗体。

脉诊估计是大家心目中最能代表中医形象和特色的诊法了。之前爸爸曾对你讲过,我们现在诊脉是在寸口,也就是腕后高骨内侧桡动脉的搏动处。寸口这个位置,中医认为属于手太阴肺经。十二经脉气血流注循环的顺序,我之前也讲过,是从手太阴肺经开始,循环一周,又到了手太阴肺经。是开始,也是结束;是结束,也是开始。或者说,像一个圆环,如环无端。在古人看来,天道环周,天体的运行是圆周式的,天人合一,生命存在的经脉气血循环,便是对天地环周规律的模拟。所以,在寸口这个位置诊脉,不仅仅是为了诊脉的便利,还是因为手太阴肺经在十二经脉气血流注中所处的独特位置。

诊脉背后的机制并不玄虚,实际上就是通过医生的手指来感触患者寸口动脉搏动的力量强弱、位置深浅、血液通行的流畅程度等情况。正常的脉象,应当是从容、和缓、不快不慢、不浮不沉。搏动有力,轻轻触摸便可以摸到脉的搏动,是气血充盈的表现。与之相反,则往往是虚弱的征象。医生感觉患者动脉血液流畅地通过指下,是气血运行没有障碍和停滞的表现。反之,如果有艰涩感,表明气血的运行受阻了。当然了,这只是粗略的大道理，古人在这个基础上，又有更详细的描述和区分。例如，用浮脉与沉脉表示深浅，用实脉与虚脉表示强弱，用滑脉与涩脉表示流畅度等。晋代医家王叔和的《脉经》中记载了24种基本脉象，后世医家在其基础上还有增加，由此可见古人体察脉象的精细程度。医生脉诊水平的高低，考验的是医生手指的敏感，还有细致入微的体悟能力。我经常对我的学生开玩笑说，中医师应当像钢琴演奏家一样保护自己的手指，让自己的手指可以更敏感地触摸感受到患者血脉的微小变化。之前讲过，寸口脉分为寸、关、尺三部分，分别与脏腑相对应。从三部脉象的变化，便可推断出相应脏腑的病变。

古人对脉象的记载，大多是譬如式的描述。比如，弦脉是“端直以长，如按琴弦”，是触摸琴弦的感觉；滑脉是“往来流利，如盘走珠”，有一种珠球在盘中滑动的感觉；而涩脉则是“往来艰涩，轻刀刮竹”，用刀刮竹的不滑利感。正因如此，脉诊的道理听起来虽然不复杂，但对医生的体验感和领悟力要求并不低。可是，现在究竟有多少人体验过琴弦、走珠、刮竹的感觉？没有切身的感受，又何来领悟！从这里也可以看出，中医是一门很生活化的医学，要想理解和学好中医，不能钻进象牙塔，而是要走进生活,融入、感受和体验生活。

四诊是从不同角度来了解和获取疾病的信息,所以,要将四诊结合起来,四诊合参,才能获取更多、更全面的信息。由此延伸出一个问题:现代社会能帮助我们获取更多疾病信息的诊断方法,是否可以为中医所用?不少人觉得,中医不应该像西医那样让病人去做各种检查,甚至觉得不看检查报告的中医才是纯中医。这种认识过于狭隘和片面了。中医能流传到今天,是因为中医一直在与时俱进,只有变化发展,才能解决现实问题。中医的诊断方法也是如此。张仲景《伤寒论》诊病没有舌诊,而元代以后,尤其是明清之后,舌诊已经成为很普遍的中医诊断方法。今天的现代仪器设备检查,大大突破了我们感官所及的局限,能获取更多微观层面的信息,所以我觉得,中医诊病可以与现代仪器检查相结合,也有必要结合,但需要思考的关键问题是如何结合。中医传统四诊所掌握的信息侧重宏观和整体,现代科技检查则偏于微观和局部,宏观与微观、整体与局部,需要通过大量的临床实践观察,才能找到它们彼此之间的对应关系和结合点。

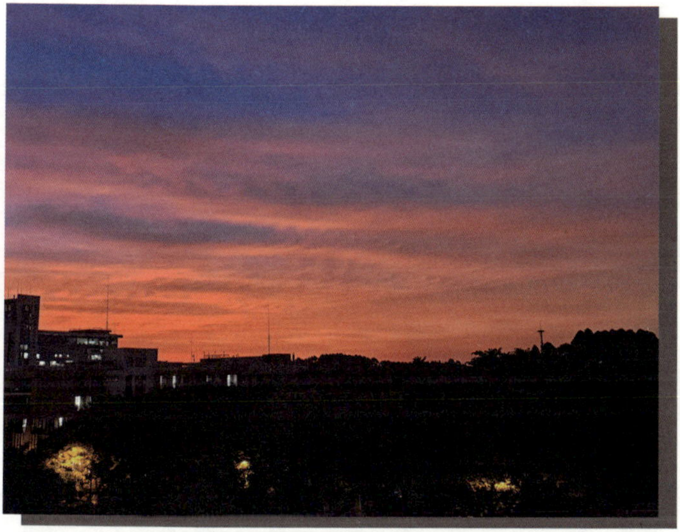

广州暴雨前，经常会有这样的晚霞。
只要我们足够细心，再加上足够的经验积累，
就会发现许多规律。中医的四诊也是如此。

虽然很难，但是只要做个善于观察的有心人，就能司外揣内，见微知著，通过四诊获取疾病的信息。大而广之，世间事又何尝不是如此。相比于浩瀚的宇宙，我们的眼、耳、鼻、舌、身虽然极其渺小，但却可以感受、洞悉和把握天地之理。

小安，爸爸希望你能做一个有心人，柔软而有温度的人。

爱你的爸爸

治　则

小安：

我最亲爱的女儿！

爸爸已经给你讲过疾病和诊断了，那接下来的一环便是治疗。中医治疗疾病的手段不少，光中药就有汤、膏、丹、丸、散等不同剂型，中药之外还有针、灸、推拿等等。手段虽不同，但背后的治疗法则却是相通和一致的，这便是我今天要跟你讲的治则。

治则是我们面对疾病治疗要遵循的大的原则，是宏观的指导。古人常说，用药如用兵，治则是指导用兵的战略，治疗方法则是实现治则的具体战术，药物便是战略和战术指导下的兵卒。

疾病既然是生命的正常状态被打破后形成的失序，那么治病便是复归于平衡，这是最根本的治则。正如《道德经》所言："天之道，其犹张弓与？高者抑之，下者举之；有余者损之，不足者补之。"天地之道，就像拉弓一样。位置高了，就压低一点；位置低了，就抬高一点；拉得过满，就松减一些；拉得不够，就补足一些。天人合一，天地之道，尚且如此，那么治病也应该遵循类似的大原则。《黄帝内经》中有大量与之类似的论述。例如，《素问·阴阳应象大论篇第五》曰："因其轻而扬之，因其重而减之，因其衰而彰之。"《灵枢·禁服第四十八》曰："盛则徒泻之，虚则徒补之。"虚弱的要去补益和增加，有余的要去泻掉和减少。上逆的高者，比如咳嗽是肺气上逆，呕吐是胃气上逆，需要抑制和降逆；下陷的下者，与之正好相反，比如腹泻、脏器下垂这些脾胃气陷的表现，就需要升举。

确定了这些大的治疗原则，方药便随之而出。例如，气虚可以用四君子汤（人参、茯苓、白术、甘草）补气，血虚可以用四物汤（熟地、白芍、当归、川芎）补血。火热亢盛可以用白虎汤（石膏、知母、粳米、甘草），寒邪内盛可以用四逆汤（附子、干姜、甘草）。咳嗽可以用三子养亲汤（杏仁、苏子、莱菔子）降肺止咳，呕吐可以用小半夏汤（半夏、生姜）降胃止呕。脾胃气虚下陷可以用补中益气汤（黄芪、白术、陈皮、升麻、柴胡、人参、甘草、当归）。

一条治疗原则，可以对应多个方子，我列举出的仅仅是一些比较有名的古方。士兵很多，但有名的将帅不多。同样的士兵，只有遇到好的将帅,才能成为铁军。所以,面对疾病,治则很重要。治则对了,才会开出正确的方药。治则不对的话,当补反泻,当泻反补,雪上加霜,火上浇油,后果可想而知。

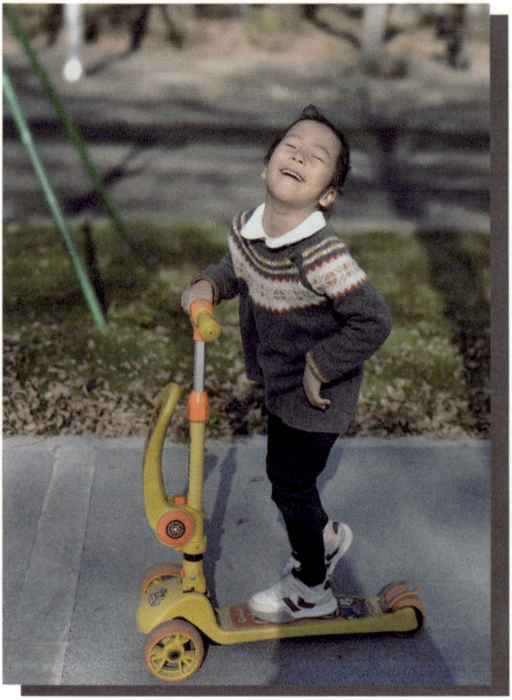

小安,你小时候特别喜欢骑滑板车玩,又快又稳的前提和诀窍便是"平衡"。中医治病的大原则与之类似,及时调整、纠偏,让生命复归于平衡,才能活得更好。

虚则补,实则泻,高则抑,下则举,这是生命自身失衡后的对抗性治疗,目的是复归于平衡。如果是感受病邪侵袭,还要学会因势利导,正如《黄帝内经》所讲:"其高者,因而越之;其下者,引而竭之。”病邪部位较高，如咽喉、胸膈等部位，可以用吐法。我们有这样的生活体验，吃到让肚子不舒服的东西，或者吃得过饱出现积食，吐一下反而觉得畅快不少。所以，吐法是中医的常用治法之一。例如，甜瓜的果蒂会引起呕吐，张仲景《伤寒论》中的瓜蒂散便用其催吐。病邪部位偏下的，可以采用通利大小便的办法。同样以《伤寒论》为例，大便不通，张仲景使用大承气汤（大黄、芒硝、枳实、厚朴）、小承气汤（大黄、枳实、厚朴）等泻下通便；小便不通，使用五苓散（猪苓、茯苓、泽泻、桂枝、白术）等通利小便。

因势利导，体现了中医面对疾病的灵活。张仲景在其《金匮要略》中谈到水肿的治疗，“诸有水者，腰以下肿，当利小便，腰以上肿，当发汗乃愈”。在上的水肿可以发汗，让水肿从汗而解；在下的水肿，就要顺势利小便，从小便而解。水肿可以利尿，大家很容易想到，西医也用利尿药，但是发汗治水肿就不容易想到。还记得之前我给你讲过的“提壶揭盖”吧，发汗治疗水肿，好比是提壶揭盖，体现的是中医生活化的医疗智慧。

不要觉得因势利导很简单、没什么了不起的，如果掌握不好，也是容易出问题的。以感冒为例，感冒是风寒或风热等病邪首先侵袭了我们身体的第一道屏障——皮肤，肺主皮毛，进而影响肺，从而出现发热、恶寒、咳嗽、咳痰等表现。感冒应当如何治疗呢？《黄帝内经》明确告诉我们："其在皮者，汗而发之。"通过发汗的方法，让侵袭皮肤的病邪随汗而去，感冒便痊愈了。不妨看一下张仲景《伤寒论》中用来治疗感冒的几首方子，桂枝汤（桂枝、白芍、生姜、大枣、甘草）的服用方法中提到"服已须臾，啜热稀粥一升余，以助药力。温覆令一时许，遍身漐漐微似有汗者益佳"。意思是说，喝完桂枝汤以后，要喝点热粥，还要加盖衣被，让身体微微出汗才行。言外之意，如果不出汗，病邪便不能随汗而去。

好多人看到感冒发热特别是高热，会着急，会慌乱，就把"其在皮者，汗而发之"的治则抛之脑后了。没有发汗解表，直接用羚羊角、双黄连口服液等清热泻火，非但没有疗效，反而会引邪内入。俗话说："到什么山上唱什么歌。"治病也是这样，在什么阶段就应该用什么阶段的治疗方案。清热泻火针对的不是病邪"在皮者"的表证，而是热盛于里的里热证。爸爸所在的疑难杂病门诊，经常有不少患者感冒好长时间还没痊愈，看一下这些患者的治疗记录，不少就是犯了我刚才所讲的错误。这说起来简单，但是做起来并不容易。父母看到自己的孩子生病，总是心疼、着急，难免会乱了手脚。你小时候感冒发高烧时，我也是同样着急，去药店给你买药时，如果自己不是中医医生，如果不是坚持自己的专业判断，还真会奔着那些清热泻火的中成药去了。

用药如用兵，中医还真有不少与兵法相合的治则与方法。清代医家徐大椿《医学源流论》中专门列有“用药如用兵论”一篇，举了不少例子来说明用药与用兵相通，并总结认为《孙子兵法》十三篇“治病之法尽之矣”。《三十六计》中有“釜底抽薪”法，水之所以沸腾，靠的是锅底燃烧的薪柴，所以让水停止沸腾的根本办法是抽掉锅底的薪柴，从根源上解决问题，而不是扬汤止沸。与之类似，中医治疗头面部、胸部等身体上部的火热病变，比如口疮、头痛、咽痛、咳嗽、烦躁等病症，常使用大黄、芒硝等清热泻下之药，让火热从大便而去。

你看过谍战剧，知道间谍的厉害吧，《三十六计》中讲：“间者，使敌自相疑忌也。”间谍可以打入敌人内部，从内部瓦解敌人。《伤寒论》中有个方子叫白通加猪胆汁汤，是在白通汤的基础上加上猪胆汁。白通汤由附子、干姜和葱白组成，是一首温通阳气的方子。附子和干姜可以温阳散寒。葱白就是大葱靠近根部白色的那一段儿，吃葱的时候除了觉得辣，还会觉得这股辛辣劲儿一下子把头窍都通开了。所以，葱白可以通阳，让温补上来的阳气通达、通畅，得以布散。与这三味药截然相反，猪胆汁是寒凉药，之所以加猪胆汁，是因为阳虚寒盛的程度比白通汤所治的病症更重了。这好比是敌人的力量更强大了，我方不容易直接攻入，不妨先派间谍打入敌人内部，里应外合才能攻破城池。白通加猪胆汁汤中的猪胆汁，就是白通汤派出的打入寒邪内部的“间谍”。

打仗时，如果敌我双方的力量都很强大，可想而知，战斗的激烈程度会越大。同样的道理，病情严重时服用中药，病重药重，正邪双方对抗剧烈，可能会出现呕吐的“拒药”反应。除了可以像白通加猪胆汁汤那样加入“间谍”药之外，还可以寒药热服，或热药冷服，以防邪与药相格拒。用徐大椿的话来说，就是“因寒热而有反用之方，此之谓行间之术”。

《红楼梦》中讲：“假作真时真亦假，无为有处有还无。”世事纷繁，真真假假很难分辨，人生要不断磨炼，多经历，事儿上磨，才能练就一双分辨真假是非的火眼金睛。如若不然，被外在的假象迷惑，灯红酒绿，表面上绚烂，背后实则不堪。疾病也是如此，有时表现在外的症状有可能是假象，只有透过假象看到本质，针对疾病的本质原因制定治则，才能药到病除。

寒者热之、热者寒之、虚则补之、实则泻之，中医称其为“正治”，说的是疾病的外在表现与其本质相符，是“真象”而非“假象”，那么用药就直接针对其外在表现即可。比如，热病出现高热、口渴欲饮冷水、大汗、脉洪大等一派“真热”的外在症状表现时，直接选择寒凉药进行治疗。“反治”则与之不同，疾病的外在表现是与本质不相符的“假象”，比如，疾病的本质是热盛于内，但是因为阳气被病邪困遏于内，不能向外正常布散，所以反而出现了手脚发凉、怕冷等虚假寒象。此时，就不能被假寒之象所迷惑，不能寒者热之。如果选择了温热药来治寒，那就是火上浇油了。正确的做法是，透过假象，看到疾病是热盛的本质，针对本质用药，选择寒凉药。

小时候你感冒发热，起初手脚都很热，随着体温越来越高，手脚反而变凉，但是摸摸你的肚子却是特别烫手，这便是我刚才所说的真热假寒。千万不要被手脚变凉的假象所迷惑，认为发热减轻了，而是应该尽快用药退热。体温慢慢降下来后，手脚变温了，肚子也不烫手了。

张仲景《伤寒论》中有两首方子都可以治疗“背恶寒”，也就是脊背怕冷，分别是附子汤和白虎加人参汤。附子汤由附子、人参、茯苓、白术和芍药组成，是一首温补阳气的处方。用附子汤治疗背恶寒，寒者热之，属于正治，很容易理解。而白虎汤则是由石膏、知母、粳米和甘草所组成的清热泻火的一首处方，用白虎汤加人参所治疗的背恶寒，是假寒，与附子汤所治疗的真寒不同。白虎加人参汤所治病证之所以出现背恶寒，不是阳虚所致，而是热盛于内，阳气被困遏，不能布散至脊背所致。所以，用白虎加人参汤治疗背恶寒，属于反治。

关于中医的治则就讲这么多吧，做一番总结的话：中医的治则具有浓郁的传统文化色彩，或者说，中医的治则本身便是传统文化思想理念在医学领域的运用和实践。我们讲用药如用兵，治则与兵法相通的背后正是因为它们都拥有传统文化的思维方式和认知方法论。也正因为中医与中国传统文化互通，古人的许多话，如“上医医国”“不为良相，便为良医”，才得以成为可能。孔子曾经说过：“君子不器。”在他看来，君子不应该像某个具体的器具一样，只局限于某一方面。简单说，君子应当是“全才”，而不是“专门之才”。这跟我们今天对人才的评价，差别得太多了。我们今天所说的专门领域的“专家”，在孔子眼中，根本就不是君子。那么，孔子这句话背后的逻辑是什么？实际上就是“道”，事物发展最根本的“道”。大道流行，无处不在，君子掌握了“道”，便一通百通。听起来有点玄妙难懂吧？换作今天的话讲，你具备了正确的认识论和方法论，便会处理各种问题，而不仅仅是某一狭小专业领域的专业问题。

小安，你未来会成为专家吗？我觉得大概率会。当然，要成为孔子说的“君子”有点难，但我希望，你至少不要成为除了自己专业领域外什么都不懂的所谓的“专家”。

爱你的爸爸

本　草

小安：

我最亲爱的女儿！

今天我们来说一下"本草"。本草，也就是我们所说的中药。中医用药用的是天然药物，自然界植物、矿物、动物等皆可作为药物，但是用得最多的还是草类之药。所以有人说，本草便是以草为本。《黄帝内经》中讲："天食（sì）人以五气，地食人以五味。"天人合一，人与自然界万物和谐共生共存，天地万物既是我们生存生活的最根本的依赖，也是我们生病后要寻求的疗愈救命之物。

万物何其多！爬山时看看漫山遍野的草木，我们能认识多少？不止名字叫不出来，它们的药用价值更是不清楚。古人杜撰了"神农尝百草，一日而遇七十毒"的神话传说，但本草不可能是神农一个人所能认识的，是千千万万的古人日积月累的经验。

元代医家王履在其所著《医经溯洄集》中便对神农尝百草提出了质疑。他说每次读到神农尝百草的故事，就会想起孟子讲的“尽信书不如无书”。如果读书不思考、不质疑，完全相信书中所言，那么还不如不读书。他提出了一连串儿的疑问，例如，既然神农是圣人，需要尝了以后才知道吗？要知道某中药治疗某种疾病，首先自己得患这种病才行，要不然尝了以后如何知道，神农一个人难道要身患各种疾病吗？

王履还提出了一个关键问题：本草的四气（寒、热、温、凉）、五味（酸、苦、甘、辛、咸）是尝出来的吗？我们自己不妨试试看，随便拿一味中药品尝一下，是很难一下子尝出寒、热、温、凉的。因为四气是用来解释中药治疗功效而发明的一种理论，而不是对品尝味觉的记录。当疾病用中医理论获得解读后，如用寒、热将疾病分为寒证、热证，那么可以用来治疗这个疾病的本草便获得了寒热属性。可以用来治疗寒证的，大概率是温热药。寒的程度有轻重，药的温与热也便有了区分。寒与凉，也是同样的道理。与之类似，五味也是一种中药功效的理论，而不完全是味觉品尝的记录。在五行理论框架中，酸、苦、甘、辛、咸分别与肝、心、脾、肺、肾相对应,所以,疾病一旦确定与五脏的对应关系后,治疗该疾病的本草便具备了相对应的五味。明白了这个道理,你就很容易发现治疗同一类疾病的本草大多具有相同的五味。例如,肺主皮毛,外感病与肺的关系最密切,所以,治疗外感的发汗解表药几乎全部是味辛。正因为五味本质上是一种解释工具,所以历代医家对不少中药五味的记载是存在差异的。如果五味仅仅是味觉的记录,那么大家的味觉感知应该是差不多的,不会存在多大差异。五味记录差异的出现,正是因为医家对本草所治疗疾病认识的差异。

除了四气、五味,本草还有归经,即对应十二经脉中某一经或几经,例如,麻黄归手太阴肺经、足太阳膀胱经。归经更是为了解释中药功效而创立的理论,自金代医家张元素方才提出。如果归经是尝出来的,那不可能到了金代才有人尝出来。仍以麻黄为例,麻黄是发汗解表药,肺主皮毛,足太阳膀胱经主要循行的头面部、项背部和腰背部皆是外感病疼痛、拘紧、不舒之处,所以,麻黄归肺经、膀胱经。

服用某中药具有某治疗效果,这是实践,老百姓在日常生活中也积累了大量医疗实践知识,代代口耳相传,知道身体有什么不舒服,可以去采哪种中药来治疗。但是,老百姓日用而不知其理,要对实践加以解释、总结并最终形成一门医学,则需要理论。总而言之,本草的四气、五味和归经等理论,就是古人所发明的为了解释中药治疗功效的理论。

这些中药解释理论之外,还有更为朴素的方法,最典型的就是象思维的运用。象,就是事物展现于外的迹象、征象。象思维解释中药,就是根据中药的生长环境、形状、颜色、气味等外在征象,判断和解释中药的功效。我之前曾给你讲过柿蒂治疗呃逆等脾胃病,古人曾通过柿蒂的形状予以解读。象思维很灵活,但随意性也很大。朱砂安神,可以通过"色红,赤入心,而心主神明"予以解释。但是,并不是所有色红的东西都可以安神,也不是所有安神药都是色红。所以,对于古人阐释中药的各种方法,无论是四气、五味、归经等药性理论,还是象思维,我们既要看到古人为了解释中药功效所做的努力和理论创造,又要看到他们的短板和不足所在。对于这个问题,我们的古人也很清醒,清代医家徐大椿曾经讲过一句很实在的话:"凡药之用,或取其气,或取其味,或取其色,或取其形,或取其质,或取其性情,或取其所生之时,或取其所成之地。"意思是,为了解读中药的功用,会通过气、味、色、形、质、性情、时间、地点等不同方法予以解读。这八个“或”字,说明了解读理论的不固定,告诉医者需要自己灵活选择,其背后的深意则是各种中药解释理论都有自己的可应用范围和短板。我们说解表药多味辛,但不是所有辛味的药都能解表。状如人形的人参可补气,但不是补气药都是人形。黑龙江的人参是道地药材,天寒地冻尚且能生长,你可以据此解释人参性温可补气,但冰天雪地的北方所产的不都是温热药。同样,炎热的南方也不是只产清热药,四川的道地药材之一便是大辛大热的附子。

有些事情硬要作出解释,虽然表面上看起来似乎解释得通,但事实不一定如此。以辣椒为例,辣椒是外来物种,明朝末年才由海外传入中国。起初被中国人作为观赏植物,后来才成为风靡的食材。贵州、四川、江西、湖南都是食辣大省,为何要吃辣?有人说是南方多湿,辛辣能去湿。那么,干燥的新疆等西北地区为何同样要吃辣?还有,要是因为潮湿才食辣,为何中国的东部沿海地区反而不怎么吃辣?我们老家山东,称为齐鲁大地,东部是齐,靠海,不吃辣,反而是西部的鲁,不靠海,干燥之地,吃辣。所以,食辣背后的原因也许原本很简单,就是好吃。地域、气候等看起来似乎高大上的解读，细究起来，甚至不能自圆其说。

跟我举的辣椒的例子相似，中药也是如此。《神农本草经》记载菟丝子的汁儿可以“去面皯”，也就是可以治疗面色枯焦黝黑。清代医家徐大椿曾对此提出疑问：“以其辛散耶，则辛散之药甚多；以其滑泽耶，则滑泽之物亦甚多，何以他药皆不能去而独菟丝能之？”在徐大椿看来，无论是以味辛能散，还是以质地滑泽可以润泽，虽然都可以从表面上对菟丝子去面皯作出解释，但是，辛散的药很多，质滑的药也很多，但为何其他辛、滑的药没有治疗面皯的功效呢？所以，这些解释都不足以真正阐发其功效的内在机制。徐大椿由此进一步讲本草：“显于形质气味者，可以推测而知，其深藏于性中者，不可以常理求也。”有些功效可以用中药的形状、质地、四气和五味作出推测和解释，但是，不好解释的就不要硬做解释。言外之意，若阐释这些不好理解的功效，还有待发明新的理论来完成。小安，等你们长大了，你们这一代人会怎样去研究中医呢？

《神农本草经》中记载了 365 种本草，徐大椿注释《神农本草经》的著作名为《神农本草经百种录》。作为一名中医医生，掌握一百种左右中药，足够用了。因为药与药组合在一起，可以形成很多方子。中医尽管会用单味药来治病，但更多的则是几种药组合在一起的方子。方子有大有小，张仲景的“经方”大多是两三味、四五味的方子，小而精。孙思邈的《千金要方》等唐代方书中则收录了许多很大的方子，药物多达一二十味。有的人说，这些大方子可能是受印度医学的影响。究竟是大方好，还是小方好？其实关键是要看方子里药与药之间的搭配好不好、组合好不好。搭配得当，方子里药物之间的配合，有主次，有互动，君、臣、佐、使各司其职，那么即使方子大一点也无妨。如若不然，方子再小，也不是好的处方。这好比是组建一个团队，团队的大小不是团队好坏的评判标准，好的团队需要成员之间的高质量协作。

以张仲景的麻黄汤为例，该方由麻黄、桂枝、杏仁和甘草组成，麻黄和桂枝可以发汗解表，杏仁配麻黄可以止咳，甘草调和诸药，治疗外感风寒所导致的恶寒、发热、咳嗽等症状。虽然是四味药，但是彼此有配合。如果看到风寒感冒，就把麻黄、桂枝、荆芥、防风等辛温解表药凑在一起，这叫作堆砌，而不是配合，治疗效果不会太好。小安，未来你做好多事情都要依靠团队，组建团队不是要找一些与你一模一样的人，而是要优势互补，扬长避短。

有些医生喜欢开大处方，是因为其水平有限，不能把握疾病的主要矛盾。古人曾做过一个比喻，同样是抓野兔，好的猎手一箭毙命，差的猎手只会在野兔可能经过的区域广撒猎网，期盼野兔能稀里糊涂撞上他的网。孩子，世事纷繁，未来不管你从事什么工作，都要慢慢学会透过现象看本质，抓住主要矛盾，有的放矢。

本草还是一个开放的体系，许多外来药传入中国后，中医便将其作为中药，并利用我们刚才讲过的四气、五味、归经等理论分析它们的功效。例如，你爱吃的葡萄，是在西汉时期由西域引入中国的，到了东汉时期的《神农本草经》便对它的性味和功效做了记载，称其“味甘，平。主筋骨湿痹，益气倍力，强志，令人肥健，耐饥，忍风寒。久服轻身，不老延年”。好多名称中带有胡、番的，还有许多香料，都是不同时期由陆路或海路传入中国的。五代时期，波斯人的后裔李珣所著的《海药本草》，记录了许多经海上贸易传入中国的外来药，如龙脑香、安息香等等。海药，不是海洋药物，而是“漂洋过海来看你”的进口药。到了近代，张锡纯的《医学衷中参西录》还利用传统本草理论对阿司匹林等40

多种西药作出了分析。阿司匹林是一种解热镇痛药,与中医所讲的解表药功效类似,张锡纯因此分析阿司匹林“味酸性凉,最善达表”。由阿司匹林被标注性味也可以看出,我们刚才说过的四气、五味等就是一种解释中药功效的理论,而不是对品尝味觉的记录。

外来药被中医理论同化,被贴上中医的标签,成为本草,正如中国文化对外来文化的包容、兼容和同化。海纳百川,有容乃大。中医的发展,一定不是故步自封、因循守旧,只有吸纳先进的事物、技术为我所用,才能与时代对话,解决现实问题,与时俱进。

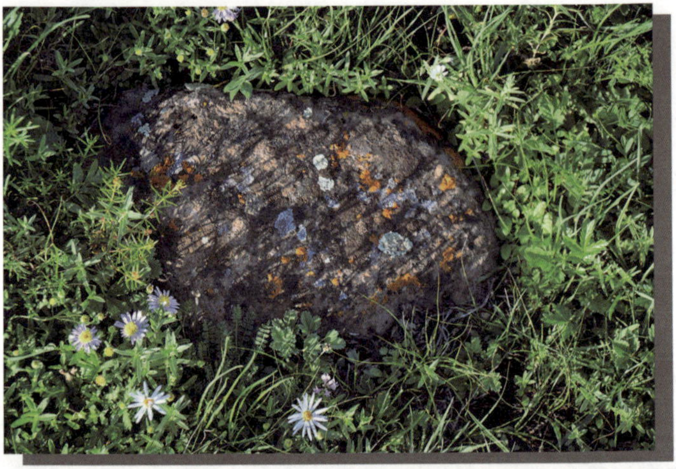

这是爸爸自驾在内蒙古乌兰察布的大草原拍的野花、小草和石块。大千世界,充满生机与智慧。古人对于草、木、鸟、兽等世间万物的敏锐感受,促生了独具特色的中医本草理论。

关于不学中医的人为什么可以了解一点本草，爸爸在给一位爷爷的本草著作写评论时，曾经写过下面一段话，爸爸也想送给你：

本草非我专业，以上读书体会，自然也是肤浅的，或者是错误的。但我于草木、天地、日月、星辰、山川、河流，是热爱的。一花一世界，草木亦有情，我对中国传统文化的理解与亲近，很大一部分缘于自古至今寄情于草木的诗赋文章。草木一秋，人生一世，梦幻泡影，如露如电，能穿越时空的，不是肉体，而是文字背后饱满的深情。张枣说，“只要想起一生中后悔的事，梅花便落满了南山”。我想，落笔的那个当下，古人就坐在面前。草木有情，时空是可以压缩、转换的。我也自认为，送心上人一束买来的鲜花固然很好，但远没有牵着她的手奔向野外，亲口为她讲述身边的花花草草那么浪漫。那一刻，她看云时很近，看你时也同样很近。

所以，这封信的最后，爸爸觉得比那些晦涩的本草理论更重要的是，你能萌生翻阅诗赋、亲近传统和走向大自然的冲动。

爱你的爸爸

上　火

小安：

我最亲爱的女儿！

中医的很多疾病，不仅病名与西医不同，而且不少还很有自己的特色，比如我们今天要讲的“上火”。在中医的内科学教材中并没有上火这个疾病，但是，我们老百姓日常生活中却经常说起上火。面对头痛发热、目涩充血、鼻咽干痒、咽喉肿痛、口腔溃疡、疮疡疔疖、肩背疼痛、大便燥结、小便短赤……，全身上下，许许多多的身体不适，老百姓常笼统将其归咎于上火。所以，你也很小就从家人口中听到“上火”。

可是，“上火”是上的什么“火”，就有点不好回答了。你应该还记得，爸爸腰背疼痛时，妈妈给我拔罐，面对那红紫甚至是有点发黑的皮肤罐印，妈妈会说：“火太大了，都变黑了。”为什么拔罐所形成的局部皮肤充血、瘀血，会被中医解释为上火呢？拔罐拔出来的究竟是什么“火”？小安，可不要着急，这些问题可不止难住了你，我们国家当年的“973”计划还曾经将上火列为重要科研攻关项目呢。

解答这一切，首先从“火”说起。六气，风、寒、暑、湿、燥、火，火是六气之一。六气是古人对于气候变化的观察，不同地域、季节，六气的侧重有所不同。北方寒冷干燥，南方炎热多湿。春多风，夏多火、暑、湿，秋多燥，冬多寒，这是很容易感受到的气候变化，尤其是河南、河北、山东等省份感受更明显。夏季天气炎热，容易感受火热之邪，出现中暑。不过，我们日常所说的上火，通常不是指这种外感火热。但是，天人相应，上火虽然四季都可发生，却更容易发生在天气炎热的时节，尤其是夏季。

上火的“火”主要是由内而生的火。这种火跟外感六气之火不同，并不像我们能切身感受到的气候变化那样，并不是一种具象的、实在的病邪，不是说我们的身体内部产生了一团正在燃烧的火。你观察过火焰，也感受到了火的炙热、灼热、光明、向上、外散等特征。上火的火就是在将你所观察到的具象之火的特征加以抽象的基础上，用火可以对身体产生的不适和症状做出解释。简单讲，上火的火，也就是内火，是古人发明的用来解释疾病的一种模型。爸爸之前对你讲过，面对疾病，任何医学都要对其做出解释，但是解释的工具不同，就形成了不同的医学理论体系。西医会用物理、化学等现代科技做出解释，而中医则是一些生活化的体验感知和中国传统文化。所以，不妨再回头看看生活中被我们冠以上火的那些身体症状，热、干、燥、痛等等，都是对火的切身体验的延伸和抽象。

中医又进一步把这种火分为实火和虚火。阴阳、表里、寒热、虚实，中医称为八纲，用一分为二的方法对疾病进行区分，是一种并不复杂却很关键的区分。寒证被误作热证，妄用清热药，会雪上加霜。热证被误作寒证，乱用温补药，便是火上浇油。实证误作虚证而补虚，虚证误作实证而泻实，只会实证更实、虚证更虚。实火，便是实证之火，症状都是火热亢盛而不虚弱的表现，需要用寒凉药来清热泻火。虚火则不同，本质上是因为虚弱而产生的火，这种火不能用泻药，而应该抓住虚弱的本质，补虚才可以去火。

虚火理解起来有点复杂。气虚、阴虚、阳虚，都可以形成虚火。金元四大家的李杲在其《脾胃论》中，讲了很多脾胃气虚而导致虚火产生的理论。脾主升清，可以将脾胃运化食物产生的精微物质向上布散到心、肺，化生气血，进而运行到全身各处，成为生命的动力。脾胃气虚，除了运化饮食的能力减弱，升清的能力也减弱，不能升，便会降，也就是下陷。在李杲看来，下陷的脾胃之气，激起下部的阴火，逆而上升，从而出现发热。实在是不好理解，对吧？做一个生活化的比喻，下部的阴火就好像一堆正常燃烧的火堆，这时你从高处拿石块等东西扔向火堆，那么火焰会被一下子激发，窜得更高。有人以为气虚则运行无力，从而郁而化热，实际上这并非是李杲的观点。因为是脾胃气虚，患者会出现疲劳、乏力、饮食不佳等表现，同时可能出现虚火的上火表现，切忌清热泻火，应该用补脾胃、助脾升清的药，补中益气汤就是代表方。

阴阳平衡，是生命的正常状态。平衡一旦被打破，疾病因此而生。阴虚则阳相对偏盛，所以阴虚则热。这种热并不是实热，而是阳相对偏多，本质是阴虚。因此，治疗阴虚则热的上火，需要养阴，阴一旦补足，阴阳重归于平衡，阳就不会相对偏盛。唐代医家王冰把这种治疗方法概括为“壮水之主，以制阳光”，非常形象。中医有首名方叫六味地黄丸，大多数老百姓都听说过，也知道这首方子是补肾的名方。张仲景创制了八味地黄丸，也叫作肾气丸,由地黄、山药、山茱萸、泽泻、茯苓、牡丹皮、桂枝、附子组成。宋代医家钱乙去掉其中偏温热的桂枝、附子,剩下的便是养阴的六味地黄丸。肾藏精,主生殖,主骨生髓,腰为肾之府,肾阴亏虚会出现须发早白、生殖力减弱、腰膝酸软、头晕耳鸣等症状,虚火上炎会出现发热(尤其是夜间发热)、两颧发红、口干舌燥、口疮、牙龈肿痛等上火的症状。

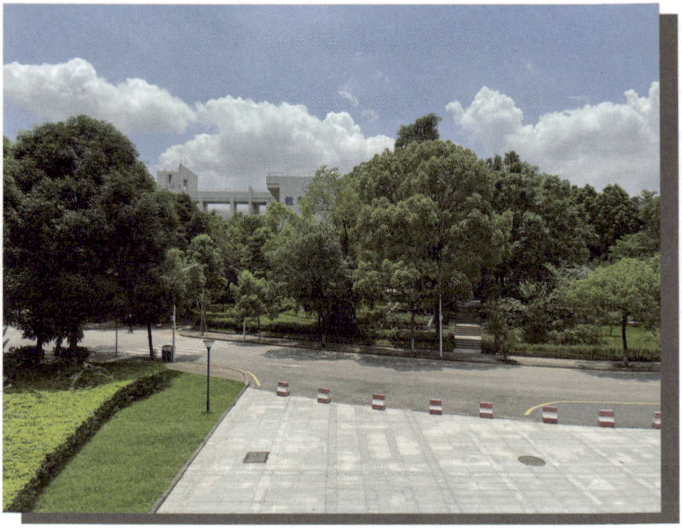

雨过天晴,办公室窗外,天地大美,赶紧随手拍照。
古人说,"天运当以日光明""天之大宝,只此一丸红日"。广州的夏天,经常滂沱大雨,电闪雷鸣。不过,太阳一出来,便是万里晴空。

同样的道理,阳虚则阴相对偏盛,所以阳虚则寒,是虚寒。可为什么爸爸刚刚会说阳虚也可以产生虚火呢?实在是太难理解了吧。别着急，我们先从一个生活的例子讲起。雷雨密布的夏天，你经常会看到闪电，特别是我们住的广州大学城，电闪雷鸣真是超级吓人。如何让闪电退去？最根本的方法莫过于天晴。太阳当空照，电闪雷鸣自然消失。闪电好比是火，大雨好比是阴盛。由此做个类比，阳虚会出现虚火，便是阴盛所导致的，更准确点讲，是阴极盛所致。阴极盛，才能将极虚弱的阳逼迫于外，正所谓虚阳浮越。这好比是战斗的双方，一方的力量极其强大，会将另一方从地盘上挤出去。王冰讲"益火之源，以消阴翳"，治疗这种上火，需要在附子、干姜等温阳的基础上，再加上点潜降阳气的药，如龙骨、牡蛎、磁石、龟板等，将浮越于外的阳气收回，也就是引火归元。除了服药，我们还可以艾灸脚底的涌泉穴，同样可以引火归元。

把以上所讲的做个简单总结，上火的"火"是中医用来解释身体出现热、干、痛等症状的理论模型，这些症状背后的病机有虚有实，"火"自然便有实火与虚火之分。上火的"上"，是对火焰向上燃烧特点的描述，即火性炎上。所以，上火尽管会出现全身的症状，但更多的则偏于人体的中上部位，头面、颈背、胸部、上肢等。火有虚实，面对上火的症状，切不可简单清热泻火。有些人一上火，便会去药店买黄连上清丸、牛黄解毒丸等清热解毒药，治疗实火还好，如果是虚火，便毫无效果，甚至会加重症状，还会寒凉伤胃，出现腹痛、腹泻等不适症状。

由上火顺便讲几句高血压相关的话题。高血压目前的发病率很高，我国大约每三位成年人中有一位是高血压患者。大部分高血压的确切发病机制目前仍然不清楚。有的高血压患者会出现头痛、头晕、心悸耳鸣等症状，但也有患者血压已经很高了，却没有明显的自我感觉症状。古代中医没有血压计，无法测量血压，不知道血压是否升高，自然也就没有高血压这个病名。但是，古人所治疗的头痛、眩晕、心悸等疾病，其中不少可能是因为高血压所导致的。因此，古人虽然不知高血压之病，但却积累了许多治疗高血压的经验。面对高血压患者出现的头痛、眩晕、口干、口苦、耳鸣等症状，很容易想到上火。如果是肝火旺盛这样的实火引发的上火，那么菊花、夏枯草、槐米代茶饮，或者服用牛黄降压丸等中成药，高血压及自我感觉的症状便会有缓解。但是，许多高血压患者不但没有这些上火的症状，反而会出现畏寒、怕冷等阳虚则寒的症状，这些患者就应该采用温阳的方法进行治疗。所以，中医治疗高血压，切莫有“高—火—清—降”的思维定式。

最后，让我们回到一开始的问题，爸爸腰背痛拔罐时，拔出来的究竟是什么“火”？中医认为，拔罐可以通经活络、行气活血。腰背痛可以用上火获得解释，火灼经络、肌肉，影响气血运行，不通则痛。在现代医学看来，拔罐可以改善微循环，松开粘连组织，刺激周围神经系统，减轻疼痛，促进机体恢复。很显然，面对拔罐产生的治疗效果，中西医各自的解释理论和话语体系是不同的。拔罐并不是把一团火从身体中拔出来，而是当我们用中医的上火理论解释腰背痛后，便将拔罐治疗腰背痛的机制和效果以“去火”简单、形象地表述出来了。

生活中我们常讲一句话：别着急，别上火，慢慢来。看似寻常的一句话，也有它的中医逻辑。肝主疏泄，能畅达情志，着急的人，肝火亢盛，便会上火。中医的理论，就是如此生活化，与我们中国老百姓的语言表达、思维方式、生活理念和处事方式密切相关。

还是那句话，小安，未来你未必从事中医工作，但中医关于养生和如何不生病的智慧，不妨多了解一些。就写到这里，余不一一。

爱你的爸爸

感　冒

小安：

我最亲爱的女儿！

你很小很小的时候，自己能揣摩和判断的第一个病就是感冒。如果哪一天你连续打好多个喷嚏，鼻流清涕，头疼，发热，老想躺在床上，也不想吃东西，你就会问："爸爸，我是不是感冒了？"在你读幼儿园以后，哪天放学回家后出现这些症状，你还会告诉爸爸一些原因，比如中午睡觉时没有盖好被子，或空调有点凉；又或者是班里的其他小朋友感冒了，你还会问我："爸爸，我是不是被其他小朋友传染了？"

你这些看似简单的疑问和联想，其实一点也不简单。从爸爸一个中医专业人士的角度来看，还涉及感冒的一些关键问题呢！今天爸爸就和你讲讲感冒，这是我们日常生活中太常见的疾病了。

感是感受，冒是蒙受，两者意思相近。感冒，就是我们的身体感受病邪侵袭。皮肤是身体抵御外邪的第一道屏障，风、寒、热等外邪首先侵犯皮肤。身体的正气布散于体表的，称之为“卫气”，顾名思义，保卫、抵御之气。卫气与邪气相抗争，发热便是斗争激烈的表现。能发热，说明我们的正气还是充足的，可以与邪气相抗争的。所以，不要觉得感冒出现发热是一件坏事，这是我们身体面对病邪出现的正常反应。也可以说，在中医看来，发热是正邪交争的表象而已。正胜邪负，病邪退去了，发热自然也就消失了。因此，治疗感冒的发热，中医着眼于通过发汗解表的方法祛邪外出，一般不像西医那样开美林（布洛芬混悬滴剂）之类的可以降温的对症治疗药。你小时候感冒发热，爷爷奶奶特别着急，老是问我：“能不能开点中药的退烧药啊？”“你开的中药里有没有加退烧药啊？”要回答这个问题，还真有点难，因为背后是中西医治疗理念的差异。

中医认为六经中的“太阳主表”，太阳经是人体最外层的防御系统。感冒除了发热，还会出现头痛、项背拘紧等症状，这便是病邪侵袭足太阳膀胱经循行部位所出现的表现。肺主皮毛，皮肤受邪后，可进一步影响肺的功能。肺开窍于鼻，出现鼻塞、流涕、喷嚏。肺失宣降，会出现咳嗽、咳痰等症状。这些症状一般会随着表邪由发汗而解。

爸爸之前对你讲过，医圣张仲景在他的《伤寒杂病论》自序中曾经说，他们家族的人一开始是比较多的，有两百多人，但是不到十年的时间，有三分之二的人去世了，其中因为伤寒而病亡的竟然能达到70%。这么高的死亡率，应该可以猜测，张仲景所讲的伤寒并不是普通的感冒，而是传染性很强的流行性感冒，或者是其他传染病。流行性感冒主要通过飞沫传播，包括打喷嚏和咳嗽等。你放学回家说班里有其他小朋友不停地打喷嚏和咳嗽，你的感冒很可能是被同学传染的，真是说得一点都没错。《红楼梦》第五十一回“薛小妹新编怀古诗 胡庸医乱用虎狼药”中晴雯感冒后，宝玉不让她声张，想悄悄给她找个医生看一下。他怕被王夫人知道病情后，会赶晴雯搬出去。为何如此？正是担心晴雯不是普通的感冒，而是“时气不好”的瘟病，也就是传染病流行，会传染给宝玉。

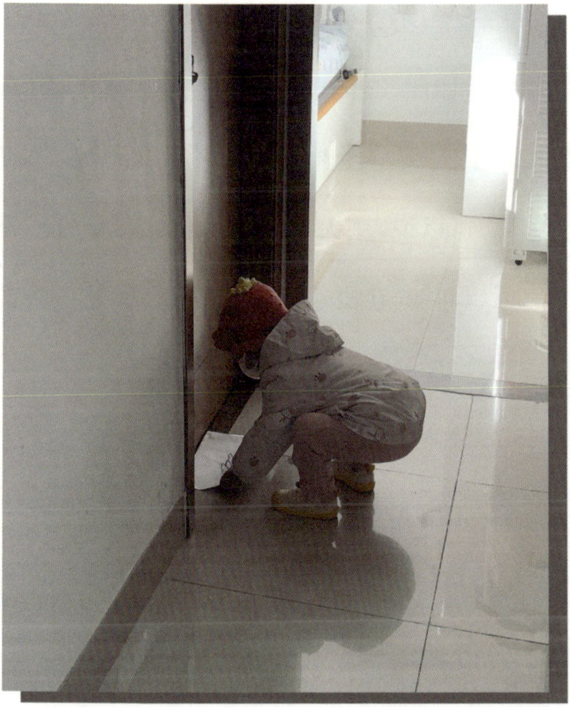

新冠疫情期间，妈妈感染“中招”，居家隔离。你太想念妈妈了，从门缝中把自己的画交给妈妈。能战胜疾病的，除了医药，还有亲情。

《伤寒论》由书名可以看出，感受寒邪居多。张仲景是河南人，或许与当时河南的气候有关吧。与河南相比，我们生活的广州太热了。那么，广州人的感冒会伤于寒吗？爸爸最初由山东济南调来广州工作时，也经常思考这个问题。后来发现，广州虽然炎热，但是空调的冷风太厉害了。你坐广州地铁会感觉温度太低了,不穿件长袖衣服的话,很容易着凉。学校教室的空调也是如此,冷风又强又凉。我讲课时,发现好多同学,尤其是女同学,要穿着厚衣服才行。放学和下班回到家中,又是空调。可以说,一天24小时,行、走、坐、卧,都是在冷风环境中。可想而知,在夏季炎热的广州,受寒所致的感冒很普通常见。

你小时候晚上睡觉很爱踢被子,爸爸半夜醒来,经常看到你身上什么都没盖,很容易受凉感冒。记得有一次你感冒发热,爸爸开了个简单的桂枝汤(桂枝、白芍、生姜、大枣和甘草),去药店拿中药时,柜台卖药的年轻姑娘还问我:“天这么热,喝这些热药不会出问题吗?”并建议我买一些疏风清热的中成药。我没有解释太多,让她照单抓药即可。我之所以有自信,不仅仅是因为我自己就是医生,还因为我是你的爸爸,对你的情况最了解不过了。

桂枝汤中的生姜和大枣,生活中常见常用。风寒感冒,单纯用生姜和大枣,或者再加一点葱根、红糖,一起煮水喝,就有不错的辛温散寒的效果。记得当年“新冠”流行时,中药大量脱销,要拿齐一首解表处方的中药都很难。我感染“新冠”的当晚,发高烧，浑身疼痛，尤其是腰背痛，家中没中药，我就煮了点生姜、葱根、红糖水，喝了一大碗，半夜出了点汗，第二天早上就退烧了。不要以为简单的东西就没价值，能用简单的东西解决大问题，那才是价值。

刚才讲到去药店买药，药店的售货员虽然基本上都有药学知识背景，但他们专业能力水平有限，而且，中成药生产厂商的营销策略也会影响药店售货员向老百姓推荐哪些药。所以，不要完全依赖售货员的介绍和推荐，要自己懂一点医药知识才行。现在我就向你介绍一下感冒了如何选购合适的中成药。

药店常见的治疗感冒的中成药，基本上分为治疗风寒感冒和风热感冒的。按照中医教科书的说法，“有一分恶寒，便有一分表证”。恶寒与畏寒，都是怕冷，但是恶寒是多加衣被，或近火取暖，仍不能缓解。恶寒重，发热轻，是风寒感冒。发热重，恶寒轻，是风热感冒。教科书上讲的看起来很好辨别，但日常感冒的真实情形是，似乎恶寒并不是感冒的“标配”，而且我们也不是每次都能感受到恶寒与发热，恶寒与发热的轻重差异有时也不好辨别。教科书就是这样，简单的、理想化的东西比较多，可真实情况往往是不简单的。正如每次考试时，应该不会考到教材中的例题吧？

正因如此，几乎每次我在社会上向大众宣讲中医时，总有人向我抱怨区分风寒感冒与风热感冒很难，选择中成药更是稀里糊涂。我的建议是，不妨绕开教科书，回到日常生活，普及一点简单、有用的经验。正如刚才所说，时代和社会变了，即使是在炎热的广州，天天吹空调，感冒大多是因为受凉，因为风热感冒的反而不多。而且，现在大家的生活水平比较好，甚至是有些营养过剩，在中医看来，这样优渥的饮食结构，容易生内热。所以，日常感冒的常见情况是，先有一些鼻塞、鼻流清涕、咳白痰等风寒感冒的症状，往往第二天就出现鼻流黄涕、咳黄痰等入里化热的症状。从以上考虑出发，我推荐日常的感冒的经验用药是：感冒一开始可以选择治疗风寒感冒的感冒清热颗粒，主要成分是荆芥穗、薄荷、防风、柴胡、紫苏叶、葛根、桔梗、苦杏仁、白芷、苦地丁、芦根，里面绝大多数的是辛温解表药，只有苦地丁和芦根是用来清热生津的。小朋友服用感冒清热颗粒，可以服用成人量的一半，每次半包即可。另外，儿童感冒的话，小儿柴桂退热颗粒也可以选择，该药由柴胡、桂枝、葛根、浮萍、黄芩、白芍和蝉蜕组成，柴胡、桂枝、葛根辛温解表，浮萍、黄芩、白芍、蝉蜕清热，也是针对外寒内热这种目前比较常见的感冒证型。

刚才介绍的经验，只是说目前常见感冒的大概率情况及经验用药，并不是说感冒只有风寒。风寒之外，还有感受温邪所形成的温病。寒与温，性质截然不同。风寒需要辛温解表，温病则以辛凉为主。《伤寒论》中的解表方剂主要是辛温居多，用它们治疗温病明显是不合适的。所以，后世医家尤其是明清医家才逐步建立了温病学说。中成药维C银翘片就是治疗温病的。银翘散由金银花、连翘、薄荷、荆芥、淡豆豉、牛蒡子、桔梗、淡竹叶、芦根、甘草组成，是辛凉解表的代表方。西医推荐感冒患者多吃水果，补充维生素，这个中成药便将两者结合在一起了。

对于外感病的治疗，历史上有过寒温之争，但是大势是寒温结合。举个例子，有一次特别巧，你感冒高烧痊愈后，给爸爸朗诵过一首白居易的诗："小娃撑小艇，偷采白莲回。不解藏踪迹，浮萍一道开。"其中的浮萍是一味中药，味辛性寒，可以发汗解表。我们的山东潍坊老乡清代名医黄元御，就擅用浮萍治疗温病。近代名医曹颖甫应用《伤寒论》的麻杏石甘汤（麻黄、杏仁、石膏和甘草）时，喜欢加上浮萍，可以说是伤寒与温病的融合统一吧。

同样是感冒，体质不同的人，用药会有差异，这也是中医治疗感冒的灵活之处。让我们再回到《红楼梦》第五十一回说晴雯的感冒，书中说的原因是“不畏寒冷，也不披衣”，“热身子”被风吹。房内温暖，身体热，皮肤腠理疏开，没有穿好衣服便跑到室外，感受寒邪，非常典型的伤寒感冒。第一位医生开的药是紫苏、桔梗、防风、荆芥、枳实、麻黄等辛温解表药。宝玉看了处方后，觉得这些药作用有点强，称其为“狼虎药”，不适合女孩子的体质，于是又请了另一位医生。第二位医生开的处方中没有枳实、麻黄，其他药的分量也减少了一些，另外加上了当归、陈皮、白芍等养血药。宝玉看了以后，觉得很好，说道：“这才是女孩儿们的药，虽然疏散，也不可太过。”

对于小朋友的感冒，用药的剂量自然要比成年人少。不过，量太少的话，也不见得效果好，尤其是对于比较厉害的感冒，还是要大胆用药才可以。你很小的时候，有次我们在济南，你感冒持续时间比较长，咳嗽也挺厉害，爸爸给你开了中药，效果一般。

爸爸因为工作先回广州了，妈妈带你去山东省中医院就诊，把儿科专家开的处方拍照发给我。我发现处方和我开的大同小异，只不过用量比我大。

古人常说做医生需要胆大心细，可是，对于爸爸而言，面对自己的女儿，太容易瞻前顾后多虑了。古人说“医不自医”，好多医生的家人生病了，也是找其他医生来看诊，估计也是考虑到情感因素会影响专业判断吧。

小安，你可懂爸爸爱你的心？

爱你的爸爸

头 痛

小安：

我最亲爱的女儿！

今天爸爸和你讲另外一个你很熟悉的疾病——头痛。严格来说，头痛不是一个病，而是多种疾病都可以见到的症状。你感冒时，会觉得头痛。奶奶有高血压，血压升高时会头痛。所以，面对患者说出的头痛，要通过各种检查，尽快确定头痛的原因所在，鉴别诊断很关键。有时病情还比较急，比如脑出血这样的危重病，也会出现头痛。你看，患者的头痛，有时让医生也很头痛，是不是？

同样是头痛，痛的情形却有不同，隐痛、胀痛、刺痛、跳痛、紧痛等等。痛的性质不同，所对应的疾病往往有差异。中医、西医都注意到了这些差异，例如，在中医看来，隐痛与气血亏虚、胀痛与肝火、刺痛与血瘀、昏蒙沉重的痛与痰湿，彼此之间存在一定的对应关系。

头痛的部位也有不同，你知道妈妈有偏头痛，是一侧的头部疼痛。中医将不同部位的头痛与经络进行了对应，如前额痛对应阳明经，两侧痛对应少阳经，后头部痛对应太阳经，颠顶痛对应厥阴经。中医治疗头痛时，还会根据部位与经络的对应关系，灵活加上“引经药”。引经药，就好比是向导，中医认为引经药可以帮助其他药物更顺利地到达指定的部位。我治疗头痛，阳明头痛喜欢加白芷，少阳头痛加柴胡，太阳头痛加葛根，厥阴头痛加吴茱萸。每一经的头痛，对应多种引经药，不是只有一种，医生的选择或许会有些差异，但理念和思路是相同的。

头痛的这些引经药，几乎都是味辛性温的发汗解表药，不过这里用它们不是来发汗解表。这些药大多是植物的花、叶、皮、枝，质地比较轻，在古人看来，像风一样轻扬升发，所以称它们为“风药”。风药用来祛风发汗解表，仅仅是其功效之一。宋代《太平惠民和剂局方》中有一首治疗伤风头痛的名方川芎茶调散，由川芎、白芷、羌活、细辛、防风、荆芥、薄荷和甘草组成，清代医家汪昂解释这首处方时说：“头痛必用风药者，以巅顶之上，惟风药可到。”再高的山峰，人或许爬不上去，但风一定可以吹到那里。头，位居于我们身体的最高位置，治疗头部的疾病，可以加风药作为引经药。这是很形象的一个比喻，实际上就是我们之前说的象思维在中医里的具体应用。引经药既然是向导，自然不能喧宾夺主，只能是在针对病机确定相应的方药后，再灵活加上引经药。例如，如果是感冒的头痛，就发汗解表；血瘀头痛，就活血化瘀；痰湿头痛，就化痰祛湿。

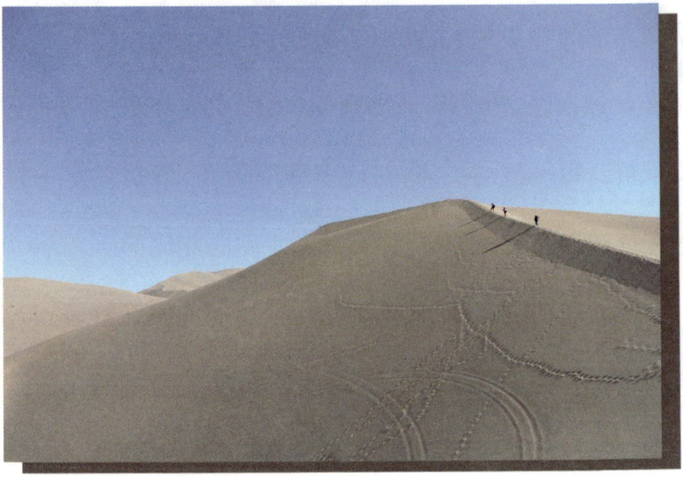

拍摄于甘肃鸣沙山

现实生活中，勇攀高峰的人并不多。究其原因，一是，高峰不易攀；二是，面对困难，畏难和后退情绪最容易萌生。中医是生活化的医学，头痛不容易治疗，常规药物不容易上行至头面部，所以才会有“风药”之说。可以说，中医是充满敏锐体验和生活智慧的医学。

头痛从瘀、痰入手来治疗，是中医比较有特色的理论和治法。身体碰伤了一下，会见到青紫的瘀血，咳嗽时会咳痰，这是显而易见的瘀与痰。但是,中医对于瘀、痰的认识,远远超过这些显而易见的表象。之前我和你讲过痰蒙心窍,字面意思上看是痰蒙蔽在了心脏之外,心主神明的功能受到影响,从而出现神志失常的症状。肺和呼吸道所形成的痰,也不可能去蒙蔽心脏。这个痰蒙心窍的"痰",肯定不是我们咳痰所见的那种痰,而是用来解释心神失常的一种病因病机模型。除了痰蒙心窍,中医还用痰来解释高脂血症、动脉粥样硬化、肿瘤、痈疽等等多种疾病。这些疾病的病理基础或者症状表现,往往具有黏腻、污浊、不通、积聚、肿胀等特点。这些特点也大多是在我们所见的痰的基础上延伸和抽象而成。

瘀血也是同样的道理,除了明确可以看到的瘀血之外,中医也是把瘀血作为解释许多疾病,尤其是复杂、疑难疾病的病因病机模型。古人有久病多瘀、怪病多痰的说法,其背后的原因便是如此。痰与瘀相比,痰比瘀要更加抽象和宽泛。还记得我们之前讲过的清代医家王清任吧?他觉得古人绘制的脏腑图存在很多错误,为了改正这些错误,他找各种机会去观察尸体。不过,他所观察的尸体可不是我们今天医学解剖课上的"大体老师",而是当时因为传染病夭折的幼儿的尸体,还有被处死的死刑犯。

而且,他也只能是观察,无法像解剖课那样拿起手术刀亲自解剖。看到这些尸体内的瘀血,激发了王清任瘀血致病学术观点的形成。他创制了许多活血化瘀的方剂,广泛应用于各种疾病的治疗。以血府逐瘀汤为例,我们不妨看看王清任认为该方可以治疗哪些疾病。他的《医林改错》中专门列有“血府逐瘀汤所治之症目”,涉及的病症包括以下:头痛,胸痛,胸不任物,胸任重物,天亮出汗,食自胸右下,心里热,瞀闷,急躁,夜睡梦多,呃逆,饮水即呛,不眠,小儿夜啼,心跳心忙,夜不安,肝气病,干呕,晚发一阵热。所治病症之广,一目了然。我们今天要讲的头痛,也是其中之一。

头痛的原因非常复杂,爸爸的疑难杂病门诊有不少头痛患者做CT、MRI等各种检查后都没发现明显异常。头痛一定有其原因,只不过是我们目前现有的检查仪器设备还无法发现。还有的则是我们目前的技术手段能检查出来的,现代医学理论认为与头痛发病相关的病因,但针对该病因治疗后,疗效却一般,甚至是无效。这说明,最根本的病因依然没有找到。我之前有位患者头痛,西医诊断是脑部肿瘤所导致,可是肿瘤切除术后依然头痛,甚至发作的频率更高了。还有的患者头痛,西医检查认为是心脏的卵圆孔(位于胎儿时期左右心房之间,用于通导母亲的脐静脉血,供胎儿发育,出生 2 个月后关闭)未闭所导致的,可是手术后依然头痛。这些患者有的反而可以通过中医的汤药、针灸等治疗,取得不错的效果。我这里并没有要贬低西医、抬升中医,只是想告诉你,现代医学不是万能的,面对复杂的疾病,中西医都存在认识短板,中医应当成为现代医学的重要补充。

同样,中医治疗头痛也存在明显的历史局限。因为缺少现代医学的检查手段以及手术治疗,对于像脑出血这样高病死率疾病导致的头痛,尤其是脑出血的急性期,中医治疗处于劣势。由此多说几句,传统中医有不少治疗短板,最典型的是中风、痨病、臌胀、噎膈四大难症。中风,也就是脑卒中,除了我们刚说过的脑出血外,还包括脑梗死等。痨病,主要是结核病。鲁迅先生的小说《药》里华老栓夫妇为儿子小栓买人血馒头所治的病,就是这个病。何其荒唐、愚昧的背后,也可见当时医学是何等水平。臌胀,腹大如鼓,青筋暴露,像肝硬化腹水、腹腔恶性肿瘤等疾病可见到。噎膈,食物难以下咽,甚至食入则吐,食道癌等疾病可以见到。

西医抗结核药的出现,基本解决了痨病这一曾经让人闻而生畏的难病。我读博士时,同宿舍的一位同学反复干咳,夜间尤其厉害,曾找我们大学门诊部一位中医专家开中药喝,毫无效果,越来越重。后来我陪他到千佛山医院就诊,被诊断为结核性胸膜炎伴有胸腔积液,抽胸水再加抗结核药物治疗,很快就痊愈了。后来我经常回忆这段经历,按中医传统的辨治方法来看,那位中医专家将干咳夜间加重诊断为肺阴亏虚型的咳嗽,并无过错。但是,那位中医因为缺乏西医理论储备和西医鉴别诊断的敏锐,没有明确诊断出咳嗽的原因所在,实际上是耽误了患者的及时治疗。所以,中医必须与西医结合,这是基本的立场。

中医臌胀和噎嗝,对于中西医都依然是难题。我读大学时,我的奶奶因为肺癌、食道癌去世,记得从最初的声音嘶哑,到最后的水米入口就吐,真是太痛苦的回忆了!尽管中西医都可以讲出一套解释这个疾病的理论,头头是道,治疗却是石沉大海。所以,疾病如此复杂,任何医学都还有太长的路要走,切莫觉得自己是最好的。中医看待西医,西医看待中医,都应如此。脑出血的急性期,中医治疗不具备优势,但是恢复期却可以显著改善中风后遗症。中西医为何不结合?头痛的治疗也是如此。今天爸爸对你讲的是头痛,但远不止头痛本身,实际上是想通过头痛谈一下中西医学各自的优势与短板。对于中医，对于这本书，我想告诉你的也是，中医的智慧不是体现在无所不能，需要承认自己的短板。但是，我们也应该看到，中医的确有一些自己独到的、行之有效的理论和治疗方法，这应该成为中国人的骄傲，不应妄自菲薄。

无巧不成书，在写这封信的早上，妈妈拉窗帘时，因为窗外的阳光很刺眼，一下子诱发了她的偏头痛。随后我和妈妈带你去地下室开车，一起送你去幼儿园，妈妈说地下室光线暗，反而舒服多了。妈妈告诉我说，好几年不犯偏头痛了，这次发病可能与劳累有关。尽管偏头痛的确切发病机制，还有强光诱发偏头痛的机制，现代医学和中医学都尚未完全明确，但是，中医自古以来就倡导的养生理念，即饮食有节、调畅情志、劳逸结合，依然有其防患于未然的指导价值，中药、针灸也可以有效减少和缓解偏头痛的发作。中医古老的智慧和独特的治疗方法，并非是束之高阁的古董，仍然可以解决现实问题，这也是我今天依然要和你聊聊中医的原因。

爱你的爸爸

失眠

小安：

我最亲爱的女儿！

今天我们要讲的是失眠。失眠就是通常说的睡不好觉，单独挑出这个病讲给你听，是因为奶奶经常失眠，你从小就对它一点也不陌生。失眠不只是睡眠时间的减少，甚至是彻夜不眠，入睡困难、睡眠轻浅、易醒、醒后不易再睡、多梦等，都是失眠的表现。几乎每个人都会偶尔出现睡眠不好的情况，特别是在情绪波动、生活和工作压力大时，这种情况是正常的，与我们今天讲的作为疾病的失眠不同。所以，偶尔出现一两次睡眠不好，不用放在心上，切莫紧张。人生不会一帆风顺，怎么会没有起起伏伏？坦然待之即可。

想起一件趣事，你刚读幼儿园时，因为之前在家没有睡午觉的习惯，所以老害怕自己在幼儿园中午会睡不着觉，而如果在幼儿园睡午觉睡着了，回家后又怕上床太早睡不着，导致第二天早上贪睡起不来床。为了缓解你的担忧，爸爸跟家里人商量，一是要安慰你，告诉你睡不睡得着无所谓，二是家人尽量不要谈论睡眠这个话题，不要一放学回家就问你中午有没有睡着之类的问题。没想到效果很不错，你用了很短的时间就形成了良好的睡眠习惯，老师也夸你是个作息很棒的小朋友。更有意义的是，通过睡眠这件小事，我们慢慢改变了你心思细密容易担忧的性格。

睡眠良好，是生命阴阳平衡的表现。吃好睡好，听起来通俗，实则是生命最不可或缺的基础。生命的衰老，往往是从吃不香、睡不好开始显现的。不妨看一下小朋友们，吃得香，睡得好，快快乐乐，生龙活虎。可当我们老了，脾胃的运化减弱，食量明显减少，吃多一点就容易不舒服；睡眠时间减少，睡得也不沉，你看爷爷奶奶每天起床要比你早几个小时。正因如此，《黄帝内经》的第一篇“上古天真论”开篇在谈到如何长寿的问题时，便把饮食和起居列入其中，“上古之人，其知道者，法于阴阳，和于术数，食饮有节，起居有常，不妄作劳，故能形与神俱，而尽终其天年，度百岁乃去”。大道至简，大道也不玄虚，就在我们身边，只是我们日用而不知。更可悲的是，知而不行。

关于睡眠的机制，古人是从天人合一的视角做出解释的。日月更替，阴阳转换，日出而作，日落而息。跟太阳的升落一样，睡眠正常的关键便是阴阳转换要有规律。还记得我们之前说的卫气与营气吧，卫气居于外，是保卫之气；营气行于内，是营养之气。因此，两者用阴阳做个对比，卫属阳，营属阴。卫气白天行于外，夜晚则由外入内，也就是《黄帝内经》所讲的“昼日行于阳，夜行于阴”。卫气阴阳出入正常，夜卧早起，睡眠正常。由此你还会发现，正因为睡眠时卫气由表入里，所以身体的抵御外邪能力就减弱，这是夜晚我们容易感冒患病的重要原因。

如果卫气的出入有问题，该入于阴的时候没有入，阴阳转换被打乱，便会出现失眠，《黄帝内经》总结为“行于阳，不得入于阴”，“行于阳则阳气盛”，阳气亢盛的状态下怎么会瞌睡呢？今天好多人出现失眠，就是因为起居无常，作息跟天地昼夜阴阳转变的规律相反。晚上贪玩不睡觉，白天补觉不起床，昼夜颠倒，长此以往，日积月累，生物钟完全被打乱。又比如，《黄帝内经》中讲：“胃不和则卧不安。”晚上吃太多，吃肥腻的，肯定会睡不好。虽然是常识，但是好多人到晚上忙于吃喝应酬，做不到。我在门诊上遇到不少这样的年轻失眠患者，总是叮嘱他们，失眠不能只靠药物来治疗，改变不正常的生活习惯、慢慢重建规律的作息，才是治本和长久之计。

失眠的病机既然是阴阳出入有问题，那么治疗的大原则便是让阴阳出入重新回归正常。《黄帝内经》中黄帝问失眠的治法，大臣伯高回答："补其不足，泻其有余，调其虚实，以通其道，而去其邪。"阴阳平衡，是阴阳正常出入的前提。所以，阴阳出现不足或有余，就应该虚则补之、实则泻之，重归于平衡。阴主静，阳主动，阴虚阳盛最容易出现失眠。

五脏之中，心藏神，主血脉；脾主运化，是气血生化之源。心脾血虚，心神失养，会出现失眠。此类失眠可以用归脾汤（人参、黄芪、白术、茯神、木香、龙眼肉、酸枣仁、当归、远志、甘草）治疗，药店有中成药"人参归脾丸"出售。方中的龙眼肉，生活中常见常吃，可以用来泡水喝。酸枣仁治疗失眠，好多人都知道。张仲景《金匮要略》有一首治疗失眠的名方酸枣仁汤，主要药物便是酸枣仁。肝藏血，人卧则血归于肝。白天活动时，身体各脏腑需要的血液，自然要比夜晚睡觉时多。在中医看来，睡眠时各脏腑暂不需要的那部分"富余"的血液，归藏于肝，等到白天睡醒后，再从肝"释放"出来，参与到一天忙碌的活动中。酸枣仁可以补血，而且味酸可以收敛，帮助血液归藏于肝。阴虚则热，热则烦，烦则不眠，张仲景称之为“虚劳，虚烦，不得眠”，所以酸枣仁汤中还有知母，用来清热。近几年酸枣仁的价格暴涨，会不会与社会压力大导致失眠患者增多有关呢？爸爸之前读书时看到一则验方，用酸枣树根煮水治失眠，推荐给一些患者，效果很好。咱们山东老家的山坡上有很多酸枣树，自己去挖就好，取材方便，还不用花钱，真正的简、便、廉。

肾阴亏虚，阴虚火旺，可以出现失眠，用之前我们讲过的六味地黄丸可以治疗，不再多说。爸爸要给你讲讲心肾不交引起失眠的问题。从天地说起，天在上为阳、地在下为阴，《黄帝内经》说：“清阳为天，浊阴为地。”天与地是互相交通的，不是彼此隔绝的，典型的例子就是物理课上讲的，地上的水可以蒸发到天上形成云，天上的云又下雨落到地上，往复循环，滋润万物生长。《黄帝内经》对此也有描述：“地气上为云，天气下为雨。雨出地气，云出天气。”天人相应，五脏中的心与肾，在身体中的位置一上一下，而且心在五行属火，肾在五行属水，心火下降，肾水上升，水火既济，正如天地的阴阳交流、和合。中医把心与肾的这个关系，称为心肾相交。如果心火亢盛，肾水亏虚，水火阴阳的平衡被打破，便是心肾不交。

张仲景《伤寒论》中的黄连阿胶汤，可以治疗“心中烦，不得卧”，正是心肾不交所致的失眠。该方由黄连、黄芩、芍药、阿胶和鸡子黄组成，用黄连、黄芩上清心火，阿胶、芍药下补肾水，调整阴阳平衡。鸡子黄，就是鸡蛋的蛋黄，用鸡子黄是中医象思维的体现。鸡子黄在蛋壳之中，好比是宇宙阴阳和合而成的混沌状态。方中的阿胶，最好的产于山东东阿。山东聊城有东阿县，山东济南市平阴县还有个东阿镇，东阿阿胶究竟产自哪个东阿，有争议，现在大多认为是聊城的东阿县。阿胶是用驴皮熬制而成的胶块，据说最初是用牛皮来熬胶，可能是牛对于农耕社会太重要了吧，后来才改用驴皮。制作阿胶，最好是用东阿的阿井里的水。在古人看来，阿井里的水是济水的潜流，经阿井之后，济水才流行于地上，所以阿井里的水比其他水要重，而人的血脉也是潜伏于人体之内，两者的性质相类似，用阿井的水制作的胶就容易入血脉而滋阴养血。阿胶因为是胶状物，如果与其他药物一起煎煮的话，容易粘在锅壁上焦煳，所以要等其他药煮好后，再将它放入搅拌溶化，称为“烊化”。等到阿胶烊化后，汤药稍凉一下，然后再将鸡子黄放入搅拌。

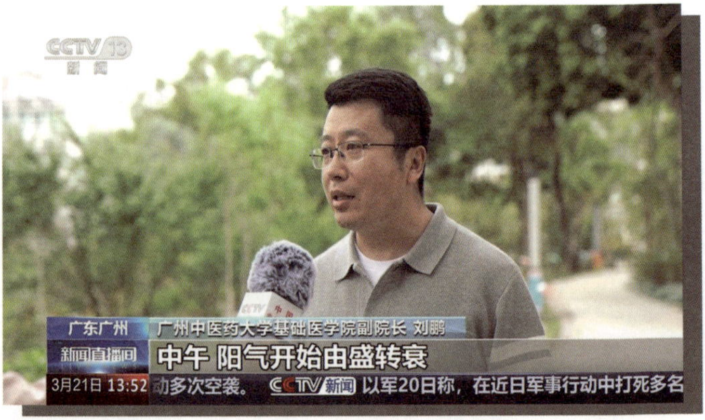

2025 年 3 月 21 日，世界睡眠日，爸爸接受央视采访，谈古人关于睡眠的智慧。古人提倡睡子午觉，即在每天的子时(23:00—1:00)和午时(11:00—13:00)两个时段内入睡，原则是“子时大睡，午时小憩”。清代养生专著《老老恒言》记载:“每日时至午，阳气渐消，少息所以养阳;时至子，阳气渐长，熟睡所以养阴。”天人合一，人一天的阴阳变化，与自然界的阴阳变化密切相关。中午，阳气开始由盛转衰，所以要稍微休息一下来养阳。夜晚子时，阳气开始由弱变强，所以要熟睡深睡来养阴，这样才能阴阳平衡。从这里也可以看到，为了保证在子时进入熟睡状态，必须要在晚上 11 点前便上床入睡。

《黄帝内经》中的方剂非常少，只有十三首，不过，其中有一首便是关于失眠的。伯高回答完黄帝问失眠治法的那段话后，接着说:“饮以半夏汤一剂，阴阳已通，其卧立至。”这首处方用涎滑多汁的生半夏与秫米一同来煮，黏滑的汤液具有滑利之性，可以畅达阴阳出入的通道，让阴阳出入得以顺畅，阴阳和合，睡眠便恢复正常了。用《黄帝内经》的原话讲，便是“此所谓决渎壅塞，经络大通，阴阳得和者也”。经络运行气血，好比是流水的通道，决渎壅塞，即疏通水道的壅塞，多么形象的比喻！不过，生半夏有毒，我们今天用的基本上是清半夏、姜半夏、法半夏等生半夏的炮制品，毒性大大减少了。

从半夏汤还可以看出，失眠的病机尽管有虚实之别，但是《黄帝内经》的治疗针对的主要是邪气闭阻的实证，所以用的是疏通的方法。提到失眠，一般容易想到的是滋阴养血等补虚的方法，我们在药店能买到的也大部分是这一类滋补的中成药。但如果是实证，用它们就不合适。实证的失眠，热盛的要清热，痰瘀阻滞的要化痰活血，痰热的要清热化痰，对此我在临床上会常用半夏、大黄、竹茹等中药。

最后，爸爸再介绍一点自己的经验。有的失眠患者，西医检查也好，中医望闻问切也好，真的是发现不了有价值的疾病信息，用中医的话讲，就是无证可辨，无法明确给出一个阴阳虚实的证型。对于这些患者，我用的办法就是从改善患者的体质入手。体质，既有我们禀受自父母的，也有自己生活地域、生活习惯等影响而形成的。改变先天的、与生俱来的、禀受自父母的很难，但是，后天我们自己慢慢形成的体质却可以改变，除了使用中医中药，改变生活习惯也会久久为功。

“问渠那得清如许，为有源头活水来”，从体质入手改变自我，减少疾病发生的概率，是更为根本的策略。不只是失眠，所有疾病都是如此。所以，从今天开始，做一个拥有健康生活的人！我们一起努力！

爱你的爸爸

泄　泻

小安：

我最亲爱的女儿！

爸爸今天对你讲另外一个我们生活中常见的病——泄泻，泄泻也就是俗话说的拉肚子。你还记得自己曾经有哪些情况会拉肚子吗？比如，小时候晚上睡觉爱踢被子，小肚皮着凉了；碰到好吃的，有点贪吃，积食了……

正常的大便，应当是成形的，一般是圆柱形，不干不稀，黄色，每天排便1～2次，或者两天1次。如果大便的质地、颜色、气味、排便次数等发生变化，就是大便异常。我们今天要讲的泄泻，是大便稀，不成形，有的黏稠粘马桶，有的甚至如水状，大便次数增加。与之相反，如果大便干燥，大便硬，甚至如一粒粒的羊屎状，排便次数明显减少，称之为便秘。大便的颜色，常会因为我们吃的东西而变色，吃大量蔬菜会变绿，吃火龙果会鲜红色,吃猪血会变黑,这些不要惊慌。如果是疾病引起的变色,就要高度关注了,鲜红色有可能是痔疮、下消化道出血,色黑有可能是上消化出血。大便的气味当然是臭的,但也会有变化,比如伤食引起的,会有一股明显的酸腐味。

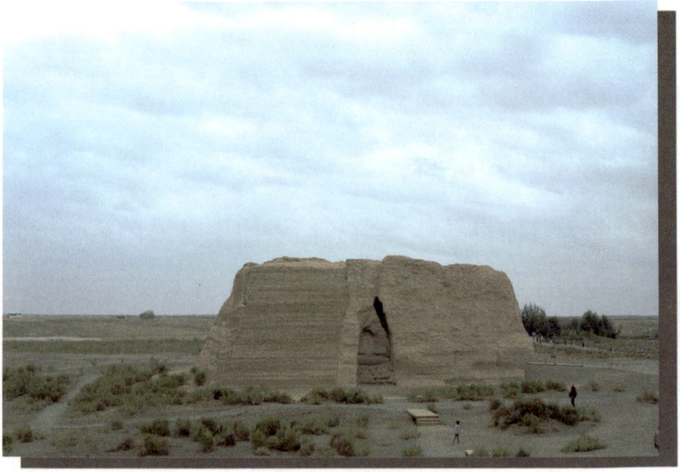

2015 年爸爸拍摄的玉门关

唐代诗人王之涣《凉州词》云:“黄河远上白云间,一片孤城万仞山。羌笛何须怨杨柳,春风不度玉门关。”玉门关位于甘肃省河西走廊最西边的关口,是通向西域的重要门户。边关虽远虽小,但作用并不小。《黄帝内经》中讲:“魄门亦为五脏使。”魄门,就是肛门。肛门作为消化道末端的器官,虽远虽小,但其功能是否正常,却是五脏正常与否的重要反映。所以,临床问诊需要问大便的情况,很重要,不能遗漏。

从表象直观来看,泄泻与便秘两者最大的差异就是水分的多少,泄泻是水分比正常多,便秘是水分比正常少。其实,便秘除了大便干硬，还有的是大便不硬，质地基本正常，只是因为气虚推动无力，导致大便不易排出，我们先不讨论这种情况。用中医的语言来描述的话，泄泻多与湿盛有关，便秘则多与热盛有关。湿盛，既可以是从外感受的湿邪，需要祛湿解表；也可以是脾虚运化功能减退，导致水湿内停，需要健脾化湿。热盛，既可以是实热，热盛伤津，需要清热生津；也可以是阴血亏虚的虚热，需要滋阴养血。看似简单的表象，衍生出来的则是中医的基本病机和治则治法。

之前讲五脏时，我曾经对你说过，肺主通调水道、脾主运化、肾主水。五脏中与水液代谢关系最密切的三个脏，便是肺、脾和肾。而肺与大肠、脾与胃、肾与膀胱，又是脏腑相对应的关系。所以，一旦肺、脾、肾的正常功能出现问题，影响了水液的代谢，导致大便中“水液”增多，便会泄泻。抓住了关键脏腑，就掌握了治疗泄泻的大方向。影响上述脏腑功能失常的病因很多，我这里仅仅举几个生活中常见的例子，讲给你听。

感冒，风寒侵袭皮毛，肺主皮毛，影响了肺的功能，水液不能正常布散，偏渗大肠，会出现拉肚子。老百姓常把这种伴有拉肚子的感冒，俗称为胃肠型感冒。治疗这种泄泻，应该采用发汗解表的方法。发汗与泄泻相比较，发汗是津液向上向外布散，而泄泻则是水液由下而出。古人形象地将解表治疗泄泻的治法称为“逆流挽舟”，舟顺水而行，逆流则停。发汗让偏渗于大肠的水液，由汗“逆流”而去，泄止“舟”停。古人的治则治法，很形象和生活化吧。《伤寒杂病论》有一首治疗风寒感冒的葛根汤（葛根、麻黄、桂枝、白芍、生姜、大枣和甘草），张仲景明确讲它可以用来治疗下利，也就是泄泻。

夏季炎热，人们喜食冷饮，容易寒湿内停，贪吹空调冷风，最易感受风寒。这种感冒，外有风寒、内有湿停，常会见到泄泻，可以服用《太平惠民和剂局方》（简称《局方》）中的藿香正气散。方中的藿香、紫苏、白芷等可以外散风寒，茯苓、半夏、白术、陈皮、厚朴、大腹皮等可以内化湿滞。药店有藿香正气水或胶囊出售，夏季不妨常备一点，感冒很好用。

除了藿香正气散，《局方》里还有一首香薷饮，方子更为简单，由香薷、厚朴和白扁豆组成，也可治疗上述病症。《红楼梦》第二十九回“享福人福深还祷福　痴情女情重愈斟情”，讲林黛玉暑天外出在道观看凉，曾服用过该方。香薷可以发汗解表、化湿和中，李时珍称其为“夏月解表之药”。《局方》讲香薷饮治疗的病，源于“或食腥鲙、生冷过度，或起居不节，或路卧湿地，或当风取凉”。夏天炎热，中暑大家容易想到，但是，食生冷、受寒湿却容易大意和忽视。

脾胃受到伤害而出现泄泻，是生活中最常见的。脾胃气虚，不能运化水湿，会出现易疲倦、乏力、食少、腹泻等症状，可以选择《局方》的参苓白术散，药店也有中成药出售。方中除了人参、山药、莲子等补气药外，白扁豆、白术、茯苓、薏苡仁等都可以健脾化湿，而且作用比较缓和，药食同源，广东老百姓煲汤时会常用到。也正因为作用缓和，所以需要久久为功。

我们平常吃辣菜比较少，有时吃湘菜、川菜，会因为辣椒对肠道的刺激过大而拉肚子，吃点黄连素片很快就能解决问题。黄连，是一味清热化湿的中药，黄连素便是从黄连中提取的。嗜食辛辣、膏粱厚味，很容易酿生湿热，损伤脾胃，出现泄泻，大便往往是黏腻不爽，粘马桶，冲不干净，肛门灼热，有排便不尽的感觉。这种泄泻，不能像对脾虚泄泻那样补气、健脾化湿，而应该用清利湿热的方法，可以用张仲景《伤寒论》中的葛根芩连汤进行治疗，方中的黄芩、黄连，都是清热化湿的。由此也可以看出，中医治疗泄泻并不是简单地用止、堵、固的方法，清利的方法同样可以治疗泄泻。

脾胃受损还有一种很常见的情况，就是伤食。小孩子碰到好吃的东西，不会有节制，一直吃到撑肚子吃不下了，这最容易伤食。小安，你小时候太可爱了，遇到好吃的，不会用"美味""好吃"之类大人们用的词汇，而是用更直接的两个字"还要"！真是个妥妥的可爱的小馋狗儿。积食损伤脾胃所导致的泄泻，大便非常臭，有种腐败的臭味，还会夹杂没消化的食物。有时远远地闻到你大便的这股味道，我们就大概率知道你伤食了。爸爸会给你吃点大山楂丸，或者是保和丸（山楂、六神曲、炒麦芽、莱菔子、陈皮、半夏、茯苓、连翘）。我们家炖牛肉时，喜欢加点山楂，牛肉更容易炖烂，吃起来也好消化。饱食之后，吃点山楂，吃一串儿糖葫芦，都是不错的选择。用山楂等消食化积的中药来治疗泄泻，用的是消导的方法，同样不是见泄止泄的固摄方法。多说几句，伤食除了泄泻，还会见到发热。好多家长一看到小朋友发热便认为是感冒，贸然服用感冒退烧药，是容易出问题的。家长们虽然不是医生，但不妨根据我们讲的中医知识，再结合小朋友的日常生活，对发热的原因作出大致的判断，再针对性地选择中成药。

脾在五行属土，肝属木。木克土，肝主疏泄，有助于脾主运化。如果肝的功能发生异常，导致木过度而克制土，即木乘土，那么脾的运化功能也会随之发生异常。肝主疏泄，对我们的情志具有重要的调节作用，同时肝与七情的怒相对应，所以心情不好、情志不畅，尤其是生气，最容易伤肝，导致肝气郁结。肝气郁结，肝乘脾，脾失运化，便有可能泄泻。这是为什么有些人在精神紧张、抑郁、焦虑、生气时，会出现腹泻的原因。对于此症，可用痛泻要方（白术、白芍、防风、陈皮）进行治疗，方中的白术健脾，防风可以疏肝。不过，这种腹泻的治疗，还需要从调节和改变情志入手，不能完全依赖中药。江山易改本性难移，但是心情调节还是要慢慢学习的。

肾开窍于前后阴，肾阳气亏虚，不能固摄大便，也会出现泄泻。这种腹泻，容易发生在黎明的五更时间（凌晨 3～5 点），古人称之为“五更泻”。此类泄泻，可以选购中成药四神丸（肉豆蔻、补骨脂、五味子、吴茱萸、大枣）进行治疗。古人将肾作为先天之本，是生命的原动力所在。明清时期，有一些医家参照无极、太极等传统文化思想，进一步把两肾中间的部位称为命门。命门，顾名思义，生命之门。像赵献可等医家还通过观察“走马灯”的旋转,发现其依赖的是灯笼中央的一团火焰,对比于人体,由此提出命门之火是生命运行的动力。人老了,容易怕冷,甚至大小便还会有失禁的情况,都是肾气逐渐减弱,命门火衰的表现,需要温补肾阳,补足命门之火。小孩子刚出生时,身体还未发育完全,脏腑娇嫩,肾气尚未充盈,所以也会出现尿床、拉裤子。你小时候尿床、拉裤子了,爸爸妈妈都会觉得小天使真可爱,会心一笑。不知道当爸爸妈妈有一天老了,我们衰老的身体开始尿床、拉裤子了,你会不会嫌弃我们?

中医治疗泄泻,还有一些很生活化的理论,尽管看起来普通也很好理解,但是往往有不错的疗效。举个例子,爸爸门诊上碰到过一位患者,只要肚腹吹到凉风,马上就要拉肚子。患者非常痛苦,连地铁都不敢坐,因为广州地铁上的空调冷风实在是太强了,一吹冷风,他就想上厕所,但广州地铁又不是每一站都有公厕。我看了一下他之前用过的处方,基本上都是温补脾肾的中药。如果还是这个思路的话,肯定没有疗效。我想到患者是受风容易腹泻,同气相求,应该用点风药来祛风。而且,从自然界现象观察,风能胜湿,风越大越干燥,晾晒的衣服更容易干。所以,我就在患者之前的温补脾肾药物的基础上,先后又加了一些羌活、独活、荆芥、防风、桂枝、藿香、佩兰等，调理了一两个月，患者最终痊愈。

再比如，古人还提出“利小便即所以实大便”。小便从前阴而出，大便从后阴而出。泄泻是水从后阴出的多了，采用利小便的方法，让水从前阴而出，大便就会变实。所以，古人治疗腹泻会对症灵活加上泽泻等通利小便的药。像五苓散（猪苓、茯苓、泽泻、桂枝、白术）这样可以治疗小便不通的方药，也会被用来治疗泄泻。

就先讲这么多吧，余不一一。

爱你的爸爸

妇 科

小安：

我最亲爱的女儿！

爸爸隐约记得你四岁时，有次你问我："为什么爸爸是男的，我是女的？我将来会生男孩还是女孩？"当时我就愣住了，真是好厉害、好难回答的问题啊！在爸爸小时候的那个年代，我哪里想过这些问题？即使想到了，又哪有勇气去问父母啊？

自古至今，你问的这些问题，肯定有无数人问过，只不过不一定是在你这么小的年龄就会去问。生理课上，老师一定用染色体 XY 或 XX 对你们解释过男女性别的差异了。古人的认识显然达不到这个层次，而且利用男精、女血之类的解释也很牵强，所以，我就不再啰嗦了。现代医学认识更准确的，就交给现代医学吧，要看到时代和古人的认知局限。今天爸爸要对你讲的是中医的女科，或者说妇科。

男女的身体差异，随着年龄的增大，你会感知得越明显。很小很小的时候，你就知道妈妈的乳房大，爸爸的乳房小。我相信，不用再过几年，无论是从生理课还是妈妈口中，你就会知道什么是月经，男女的身体差异将更加明显地触动到你。不过，有了这些基本的生理知识，等到你十二三岁左右第一次来月经时，便不会那么惊恐和手足无措。你们这一代小朋友真是聪明得不得了，很小的时候就知道自己是从妈妈的肚子里生出来的，如果身边的阿姨怀孕了，肚子变大被你们发现了，还会问是男孩女孩、什么时候才能出生。不错，月经、怀胎、产育，这些都是女性有别于男性的重要特征，也是中医妇科关注的焦点。

《黄帝内经》第一篇“上古天真论”，就分别以七岁、八岁为周期，对女性和男性生、长、壮、老、已的生命过程进行了描述。对于女性而言，7 岁更换乳牙，头发开始变得茂盛；14 岁月经初潮；21 岁牙齿长全；28 岁头发最茂盛，身体最强壮；35 岁面部开始憔悴，头发也开始脱落；42 岁面部更加憔悴，头发开始变白；49 岁闭经，也就是月经停止，无法生育。时过境迁，人们的体质和寿命也相应发生了变化，《黄帝内经》中的以七岁为周期也已经改变，不必拘泥。《黄帝内经》在描述以上女性的生命周期变化时，特别提到肾气、任脉、太冲脉、阳明脉、三阳脉的变化是关键原因。我们之前讲过，肾是先天之本，是生命的原动力所在。任脉和冲脉属于奇经八脉，古人称任脉是阴脉之海、冲脉为血海，两者与女性的月经和生殖密切相关。所以，中医治疗妇科疾病，经常会出现补肾填精、调理冲任的治法术语。生命有赖于阴阳充盈和平衡，所以除了肾精亏虚、冲任阴血亏虚外，从阳明脉到手足三阳脉逐渐加重的“阳虚”，最终是阴阳俱虚，生命便走向衰老。

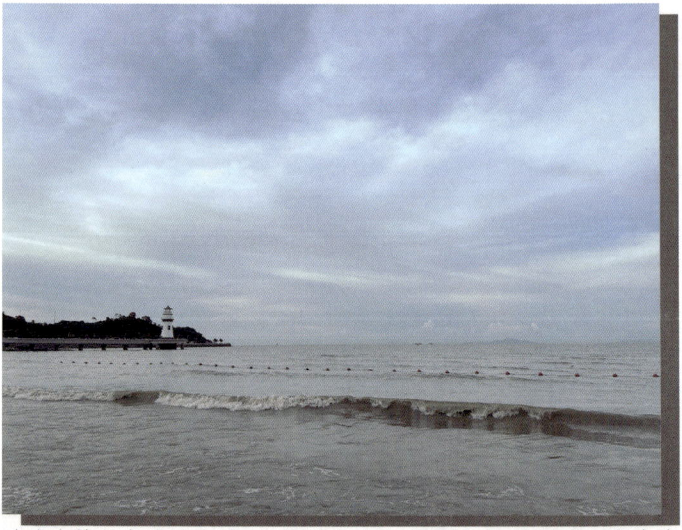

珠海市情侣中路的海滩，你特别喜欢来这里挖沙、捡贝壳。潮来潮往，涨落有序，与月球引力有关，古人对此早已有所观察：“涛之起也，随月升衰。”月经，一月一行，在古人看来，与月有盈亏、潮有朝夕相似。一言以蔽之，天人相应，我们的生命与外在时空宇宙密切相关。

除了以上脏腑，肝主疏泄，既能调畅情志，又对月经具有重要的调节作用，而且肝还能藏血。在传统社会，女性的生活与社交空间极为有限，加之男性作为绝对主导和核心的家庭与社会模式，女性的确比男性更容易生闷气，郁怒伤肝。正常月经每月而来，即《黄帝内经》所说“月事以时下”。经血的消耗，还曾经成为金元四大家朱震亨“阴常不足”理论的论据之一。所以，肝对于女性的生理健康尤为重要，古人因此有“女子以肝为先天”的说法。这种说法，与肾为先天之本的观点并行不悖，只是关注的焦点不同，还有男女身体作为对比时的差异。

中医妇科关注的问题主要包括经、带、胎、产四个方面。经，就是月经。月经的周期是否规律，提前还是延后，月经的量、色、质是否发生变化，都是妇科问诊的重点。我们之前讲过的中医问诊《十问歌》中便有一句：“妇人尤必问经期，迟速闭崩皆可见。”迟，是延后；速，是提前；闭，是月经不来；崩，即崩漏。崩，如山崩，出血量大而急；漏，淋漓不断，量小但时间长。月经量少，颜色淡，往往是血虚。量多，色红，多是血热。色暗，伴有血块，痛经明显，多是血瘀。

带,即白带,是女性阴道正常的白色分泌物。如果白带量增多、质地清稀、气味不大,多是脾虚等虚证。若量多、黏稠、色深、气味腥臭,多是湿热等实证。治疗白带异常,中医多用健脾、疏肝、补肾、化湿、清利湿热等方法。明末清初的傅青主,是反清复明的知名人士,书法、医术都很了得,著有妇科名作《傅青主女科》。书中的完带汤和易黄汤,是我们中医妇科的常用方。完带汤,方中的白术、山药、人参等用于补脾,柴胡、白芍、荆芥穗等用于疏肝,车前子、苍术、陈皮等可以化湿,可以用于治疗脾虚肝郁湿盛的白带过多。易黄汤,顾名思义,治疗的是黄带,黄是湿热之象,所以方中除了山药、芡实、白果等补脾肾化湿药外,又加了黄柏、车前子清湿热。

胎,是从父母生殖之精结合,形成、孕育胎儿,直至出生的整个过程。俗话说"十月怀胎,一朝分娩",中间充满担忧、不安与喜悦,只有切身经历过的父母才能体会到。小安,你因为早产,出生在妈妈坐高铁途径的河南许昌,如果没有第一时间现代医学的急救措施,一切不敢想象。出生以后,你的脾胃很弱,几乎天天腹胀,我们每天给你熬小米油、脐周热敷、小儿捏脊,各种中医举措用上之后,效果很明显,你慢慢追上了同龄小朋友的生长速度，个头、体重都很棒。记得你幼儿园参加运动会时，小组跑步还能拿个第一名，爸爸真是骄傲得热泪盈眶。

张仲景《金匮要略》中有一篇专门讨论“妇人妊娠病”，也就是怀孕过程中的常见病，涉及胎动不安、阴道出血、腹痛、呕吐、小便不利、水肿等。所用的许多方剂，如桂枝茯苓丸（桂枝、茯苓、丹皮、桃仁、赤芍）、当归芍药散（当归、白芍、茯苓、白术、泽泻、川芎）等，至今依然有广泛使用。《黄帝内经》中黄帝曾经问怀孕期间如何用药的问题，岐伯答曰：“有故无殒，亦无殒也。”意思是，有应该用药的疾病就要用药，母亲和胎儿是不会受到伤害的。所以，像桂枝茯苓丸等活血化瘀药，本来是怀孕过程中的禁忌药，但是如果因为血瘀影响到胎儿的成长了，就完全可以大胆使用。

在古代，胎儿出生的接生工作，主要是靠产婆来完成的，而不是医生。所以，产，主要讲的是产后病。《金匮要略》也列有产后病的专篇。生宝宝是一个巨大的消耗的过程，产妇因此会阳虚、血虚、津液亏虚，这种产后的体质容易出现感冒、腹痛、便秘等病证。除了虚弱，还有产后子宫内残余组织不能全部排出的情况,中医称之为恶露不尽。虚则补之,如产后腹痛,可以选择当归生姜羊肉汤,当归养血,生姜、羊肉温补散寒。除了产妇可以服用,冬天容易怕冷、手脚发凉的人,尤其是女性,也可以用此方进行食疗。实则泻之,恶露不尽,就应该用通利的药,促进残余组织的排出。所以,同样是腹痛,除了当归生姜羊肉汤补虚外,还可使用下瘀血汤(大黄、桃仁、䗪虫)活血化瘀。虚与实,补与通,体现的是中医治疗妇科病的灵活。《傅青主女科》中有一首名方生化汤,傅青主称该方是治疗产后"血块圣药",促进瘀血恶露的排出。方中的当归可以养血活血,川芎、桃仁行气活血,干姜温阳散寒。血虚、阳虚、寒凝、瘀血,皆是产后常见的主要问题。所以,好多产妇会服用生化汤促进产后恢复。我印象很深的是,之前在山东济南工作时,我曾经在同仁堂的门诊部出诊,门诊部有位小姬叔叔,有一次打电话兴高采烈告知自己当上爸爸的喜讯后,还不忘让我开点生化汤给他太太。

除了经、带、胎、产,《金匮要略》还探讨了许多妇科杂病。比如,咽喉好像有一块烤熟的肉堵在那里一样,咽不下去,吐不出来,中医称之为梅核气,可以用半夏厚朴汤(半夏、厚朴、茯苓、生姜、苏叶)来化痰行气。慢性咽炎的患者,可以将半夏厚朴汤的几味药泡水代茶饮，效果还是不错的。不过，生半夏有毒，要选用清半夏或姜半夏等炮制品，剂量要小，控制在10克以内。又如，妇人“喜悲伤欲哭”，情绪不稳定，称为“脏躁”，可以用甘麦大枣汤治疗。这个方子很简单，只有小麦、大枣和甘草三味药，选购方便，价格也非常便宜，是药食同源的代表方。对情绪紧张，有焦虑、抑郁倾向的患者，我在开处方时，经常加上这三味药。张仲景在妇科杂病中列出梅核气、脏躁，并不是说只有女性才会得这些病，男性同样会得，只不过女性的情绪变化更容易出现这些病。所以，我最亲爱的小安，情绪控制是难题，也是一生的课题，爸爸希望你能成为一个情绪稳定、健康的人。

在古代，早产、难产都是“鬼门关”，是胎儿夭折的重要原因。在爸爸小的时候，听我的奶奶讲，差不多每户人家都有夭折的孩子。现代医学的飞速发展和巨大进步，的确将许多胎儿从曾经的“鬼门关”拉了回来，挽救了他们的生命。现代生殖技术的发展速度也越来越快了，“试管婴儿”圆了许多不能生育的父母的梦。在这样的时代背景中，我们需要重新思考中医妇科的定位，清醒认识到中医的短板和优势所在，中西医学优势互补，才能发挥最大的疗效。比如，中医可以作为“试管婴儿”的辅助,提升成功率。

爸爸曾经很多次畅想你长大了,成年了,成家了,会是什么样子。尽管你上幼儿园的时候,就曾经和爸爸说过“结婚”“生宝宝”这些你从成年人口中听来的词汇,但我依然无法想象,你结婚会是什么样子,未来做妈妈会是什么样子……我想,不管怎样,那些重要时刻,我都希望自己能与你的家人陪伴在你身边。当然,除了陪伴,还有爸爸的中医技术为你保驾护航!

爱你的爸爸

儿　科

小安：

我最亲爱的女儿！

爸爸给你写的这本小书，这是最后一封信了。这二十封信，爸爸和你谈过一生，聊过生、老、病、死。每个人的一生都是有限的，走向衰老，直至死亡，无可避免。所以，不要悲观，面对大的规律，要坦然。个人的生死虽不可避免，但是，在从祖辈到子孙儿女，一代人一代人的传承中，生命却可以另外一种形式延续。从生到死，从死到生，是不是生命的轮回啊！最后一封信，让我们再回到生命的开始，聊一下儿科。儿科，古代也称之为“幼科”。《孟子》中讲：“老吾老，以及人之老；幼吾幼，以及人之幼。”宋代有一本大部头的儿科著作叫《幼幼新书》，清代有一本养生名著叫《老老恒言》，幼幼与老老，少有所养，老有所终，正是自古至今人们的普遍愿望。

幼儿就诊,无法自己表述身体的不适,只能依靠父母家人的描述,古代因之还把儿科称为“哑科”。“宁治十男子,不治一妇人”,是因为妇科有经带胎产的问题;“宁治十妇人,不治一小儿”,正是因为儿科是“哑科”。做一名医生不容易,成为一名好的儿科医生更是难上加难。除了过硬的技术,还需要有超人的耐心和热爱才行。

不要小看婴儿弱小的生命,婴儿的生命是生机勃勃的,充满希望和无限可能性的。而且,与成年人相比,婴儿的世界没有那么多复杂的七情六欲和尔虞我诈,生命是充满天真的,活泼泼的天真。正因如此,道家才强调要“复归于婴儿”,让我们的生命回归婴儿般的天真和质朴。道家有一种养生方法,是将大拇指指端压在无名指根部,然后握拳。这种握拳的养生方法,模仿的正是婴儿握拳的姿势。

古人称小儿为“纯阳”之体。何谓“纯阳”?有人说,阳代表的是生机勃勃,小儿虽小,但生长发育迅速。有的人则认为,小儿的体质是阳气旺盛,所以,别看只是小朋友,却容易怕热。清代医家徐大椿说:“小儿纯阳之体,最宜清凉,今人非太暖,即太饱。”我们常开玩笑,有一种怕冷,是爷爷奶奶、姥爷姥姥的冷。

人年龄大了，阳气开始衰弱，容易怕冷。爷爷奶奶、姥爷姥姥觉得冷，就会觉得小朋友也同样怕冷，甚至是更怕冷。所以，出于疼爱，老人会给小朋友穿很多衣服。穿得多，容易热，出汗多，反而更容易着凉感冒。其实，小朋友穿衣服的厚薄，跟成年人差不多就行，甚至比成年人稍薄一点都没问题。你小的时候，晚上盖的被子都要比爸爸的薄很多。有时候你穿着薄薄的衣服在小区玩，好多爷爷奶奶还责怪我们给你穿得太少。现在你知道了吧，不是我们不爱你，而是从小儿的体质出发，不需要刻意穿太多。

与成年人相比，小儿虽然生长迅速，但毕竟是尚未发育成熟，脏腑娇嫩，所以容易生病，寒、热、虚、实的病证都容易出现。比如，肺主皮毛，开窍于鼻，肺气不足，皮毛抵御外邪的能力偏弱，容易感冒发热，鼻炎也很常见。尤其是在幼儿园这样小朋友聚集的地方，更是容易相互传染。经常感冒的小朋友，平常可以使用玉屏风散（黄芪、白术、防风）来补气，提升抵抗力。除了感冒，伤食也很常见，这是因为小儿的脾胃尚且偏弱，而且小朋友遇到好吃的往往不会克制。有不少爸爸妈妈因为小朋友容易感冒、个头长得慢等，来我门诊上寻求中药调理。这些小朋友大多数是舌头有点胖大,甚至舌头周边还有牙齿印,舌苔也不是薄白的一层,而是偏白厚腻,这说明存在脾胃虚弱的情况。通过服用党参、茯苓、白术、山药、炒薏米、陈皮等药食同源的中药,再加上日常生活坚持食用小米粥油等,一般都会得到明显改善。

正是因为小儿脾胃尚弱,平常不能贪食、过饱之外,徐大椿还特别强调小儿病后切莫喂养过多母乳,“其尤害者,则在于有病之后,而数与之乳”。病后初愈,胃气较弱,处在恢复阶段,饮食过多的话,有可能会导致疾病复发,中医称之为“食复”。这一点尤其需要引起家长注意。好多家长觉得孩子生病一场,要赶紧补一下才行,大鱼大肉应接不暇,反倒是有害无益。你感冒发烧厉害时,有时几天都躺在床上,不爱吃东西。等烧一退,自己就跑到客厅里来玩玩具,嚷着要吃好吃的。爷爷知道你爱吃肉,立马就想给你做卤猪蹄、酱肘子,但每次都被我劝退。你现在应该知道了,爸爸的劝退也是出于爱。

小儿脏腑柔弱,却又是纯阳之体,所以火热病症并不少见。爸爸在读小学的时候很容易流鼻血,后来听人介绍过一个验方,用金银花泡水喝。我很清晰地记得,自己那时的个头似乎比中药店的柜台高不了多少，拿着五毛钱买点金银花，放到茶壶里泡一下，喝喝就好了。现在想来，那时的流鼻血主要是因为肺热，所以服用清热解毒的金银花才会有效。翻阅一下中医古籍，古人治疗热盛而口鼻干燥出血的不少方子，里面都有金银花。你的体质有点遗传爸爸，读幼儿园时容易“上火”，流鼻血，大便干，夜里睡觉翻来覆去不踏实，喝点夏桑菊颗粒（夏枯草、桑叶、野菊花），就会有明显改善。这三味药，也是广东凉茶的常用药。在我的记忆中，小时候舌头长口疮了，还曾用竹叶煮水喝，加一点冰糖，味道还不错。老人们说，喝喝竹叶水，小便不那么黄了，口疮就好了。口疮是上热的表现，竹叶能清热利尿，让上热从小便从下而解，体现了中医治法的巧妙和智慧。

正因为小儿的火热实证不少见，“幼科之鼻祖”宋代医家钱乙的《小儿药证直诀》中创制了清脏腑火热的名方，如泻青丸、导赤散、泻黄散、泻白散等。在五行框架下，五色青、赤、黄、白、黑，与五脏肝、心、脾、肺、肾相对应。所以，以上几个方子，分别对应的是清肝、心、脾、肺之火热。以泻白散为例，该方由桑白皮、地骨皮和甘草组成。其中的桑白皮，是我治疗小儿肺热咳嗽时很喜欢用的药。小朋友感冒咳嗽，一般刚开始是咳白痰，我通常会在荆芥、防风等解表药的基础上,加上杏仁、苏子、紫菀、款冬等止咳化痰。如果咳黄痰,说明有肺热,我会用炙麻黄、杏仁、石膏、黄连、姜半夏、瓜蒌等张仲景常用的清热化痰药,然后师法泻白散,加上桑白皮,疗效好且见效快。谁说中医只能治慢病,谁说古代的名方不能解决现在的疾病?

当然,中药疗效虽好,但味道却不太友好,好多小朋友会觉得苦,适当加一点白砂糖改善一下味道也是可以的。如果实在不愿意喝药,也不妨试试小儿推拿。推拿是中医的特色治疗方法之一,是将手法作用于特定部位或穴位,来疏通经络和调整脏腑。之前我对你讲过中医的导引术,导引可以看作是我们自己身体的主动活动,推拿则可以看作是医生主导下患者的被动活动,两者殊途同归。清代医家张振鋆有一本专门讲小儿推拿按摩的著作——《厘正按摩要术》,他说这本书以手法外治见长,不用汤药,特别适合婴儿,即使是乡野百姓也可以学习操作,还能避免汤药误治的危险。这正是小儿推拿广受欢迎的重要原因。

小儿推拿的手法比较柔和,以推、按、揉、捏为主。你是早产儿,从你很小很小的时候开始,我们就给你做小儿捏脊。让你趴在床上，我们两手沿着脊柱的两旁，把皮捏起来，边提捏，边由下向上推进。脊柱所对的我们背部的中央，是督脉循行的地方，而且脊柱两旁布满脏腑的腧穴。所以，捏脊可以调和五脏，强壮身体。捏脊除了具有医疗效果，还能加深父母和孩子的亲密接触，可以说是一举两得。除了小儿捏脊，你小时候感冒发高烧，妈妈还曾经从你手腕正中的位置开始推，由下向上，一直推到肘部，来辅助退烧。中医把这种小儿推拿称为“清天河水”。你晚上睡觉时爱踢被子，肚子着凉了不舒服，用个暖水袋给你热敷一下，再揉揉你的小肚肚，很快就有缓解。古人还编排了像“仙人揉腹”等许多自我揉腹的推拿功法，等你长大了，不妨试一试。但是，要贵在坚持，久久为功，不能三天打鱼两天晒网。

宋代著名词人辛弃疾曾写道：“少年不识愁滋味，爱上层楼。爱上层楼，为赋新词强说愁。”可是就我的观察，你们这一代人，小小年纪便有不少成长的烦恼，还真不是“强说愁”。有时候，我在一大早上班的路上，看到背着大大书包的小朋友也在赶路上学，周六周日还被各种“兴趣班”填满，我觉得整个社会和家长强加给孩子们的压力太大了。你们还那么小，就在体验、适应和习惯晚睡早起的生活节奏，在“兴趣班”中培养无兴趣，《黄帝内经》

所讲的生命原本的“天真”状态就这样一点点被消耗。殊不知,“天真”正是孩子最可爱、最宝贵的。不同的年龄阶段,就应该做这个年龄当下该做的事。虽然不能落后,但也不要超前。所以,爸爸不希望你还是个孩子时就有大人的心思、讲大人的话、做大人的事。

古人肯定想不到,我们今天在门诊上会遇到不少焦虑、抑郁的小朋友。我想,除了就医服药,整个社会也要反思“病”在何处,给社会开一剂良药。今天我们学习中医,重温古人的智慧,试图从古老的传统中寻找可供现代社会生活参考和借鉴的“良方”。“良方”不能只是方药、针灸、推拿、按摩,还应包括古人从天人相应的大视角对生命的理解,以及从天人合一的角度出发所制定的养生策略和方法。

这个世界,还有我们的生命,浩瀚无穷,我们所知道的依然极为有限。给你写的这二十封信,虽然连沧海一粟都算不上,但我希望能在你的心灵中埋下一粒小小的种子。这粒种子未必能成长为一棵参天大树,也许仅仅是一棵小草,但我也希望,这棵小草有它自己的姿态,充满生机。

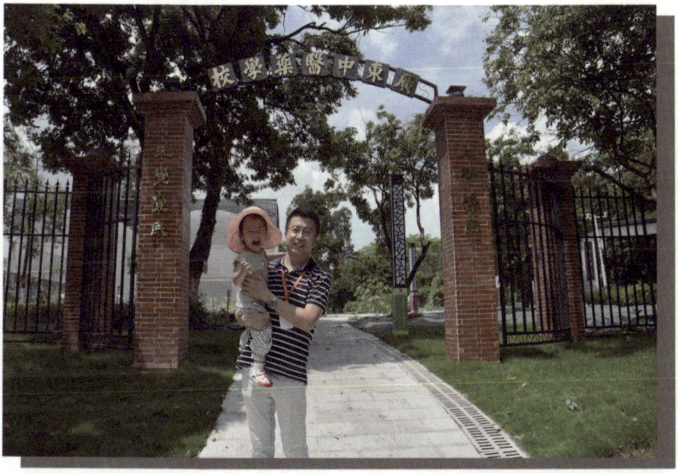

我们在广州中医药大学前身广东中医药学校校门(复原)前的合影
“上医医国,先觉觉民”,前贤的校训让我们懂得一名伟大的医者是应当有家国情怀的。

先写到这里吧,关于中医,关于这个世界,爸爸会继续陪你领略。

爱你的爸爸

后记

人生的许多变化，无法预料。2024 年初，我开始从事学校行政管理工作，担任广州中医药大学基础医学院副院长，主要分管本科及研究生教育教学工作。同年 12 月，又兼任主持国学院的工作。对于工作的变动，师友多安慰我说：“学而优则仕。”但于我而言，的确是教授本职以外完全陌生的新领域。正因为陌生，所以充满了挑战，也占用了我大量从事教学、科研的时间。这本体量不大的小书，因之成为我有史以来写得速度最慢的一本，断断续续写了一年多。白天忙工作，夜晚写写书，成为这一年多以来我的常态生活。这种生活对许多人来说，也许会觉得劳累，但我却觉得是一种换换大脑的“消遣”。更何况，读书、写作本身就是我心目中一名优秀大学教师的本职工作而已。记得之前有一位袁丹婷同学毕业时，给我写过一幅字“不改书生本色”，这也是我努力追求的吧。

很长一段时间,中国学界不太重视科普著作的写作。这几年虽稍有改观,但依然有很多人觉得,写科普是不务正业,学者应该搞科研,不要把精力浪费在写科普著作上。而我却觉得,科普著作不容易写,好的科普著作应该要有一流的学者来写才行。只有更多的优秀学者愿意从事科普写作,善于将“象牙塔”里的学术转变为深入浅出的优秀科普著作,国民的整体科学素养才会得到提升。此事不易,任重道远,我愿意从这本小书开始,集腋成裘,一点点做起来。人活着,总是要有点追求的。

陪伴孩子的方式有多种,亲爱的小安,很抱歉,很多爸爸都不在行,只能用我稍微见长的写作的方式,希望你能理解。但是,爸爸真的很爱你!

最后,感谢东南大学出版社的褚蔚老师,我的许多书都是经她而出版的。

刘　鹏

2025 年 6 月于广州